Für Raoul und Julien

1. Auflage 30. November 2010

2. Auflage 15.Dezember 2010

LnB Life AG

Oberkreuzbuche 1, 6315 Oberägeri, Schweiz

Vertrieb für Deutschland:

LnB GmbH

Louisenstr. 100, 61348 Bad Homburg

ISBN 978-3-9813717-5-8

Design & Prepress:

Sascha Lüönd, DelicateMedia.com

Fotografie Übungsteil: www.LudovicFranco.com

Gedruckt in Deutschland

Druckerei Mack, 97638 Mellrichstadt

Das vorliegende Buch wurde sorgfältig und nach bestem Wissen erarbeitet und geprüft. Der Inhalt stellt die Meinung und Erfahrung der Autoren dar. Gesundheit oder Krankheit ist jedoch immer ein individueller Zustand. Die im Buch enthaltenen Informationen ersetzen daher nicht die persönliche Beratung und Behandlung bei Ihrem Arzt vor Ort. Statt im Falle gesundheitlicher Probleme anhand dieser Informationen eine Selbstdiagnose zu erstellen und ohne einen Arzt persönlich aufzusuchen eigenständig Ihre Gesundheitsprobleme zu behandeln, sollten Sie in diesen Fällen persönlich zum Arzt gehen. Verlag und Autoren haften nicht für Schäden oder Unannehmlichkeiten, die infolge einer Verwendung dieser Informationen entstehen.

BAND 1: UNTERER RÜCKEN

SchmerzFrei
Das SchmerzCode - SelbsthilfeProgramm

Dr. med. Petra Bracht

Roland Liebscher-Bracht

Was bisher geschah

Ein Vierteljahrhundert haben wir unsere Schmerztherapie entwickelt, Ende des Jahres 2007 haben wir schließlich begonnen, sie weiterzugeben: Ärzte, Heilpraktiker, Osteopathen, Chiropraktiker, Physiotherapeuten und so gut wie alle Vertreter anderer therapeutischer Lehren tragen seither zusammen mit uns dazu bei, dass Schmerzen, auch chronische, manuell von uns beseitigt werden können.

Anfangs wurden wir von der etablierten Medizin nicht wahrgenommen oder belächelt und von anderen Schmerztherapeuten wegen unserer herausfordernden Aussagen ungläubig beobachtet.

Inzwischen hat sich aber herumgesprochen, dass wir tatsächlich erreichen, was wir von Anfang an behauptet haben: Nahezu jeden Schmerzzustand reduzieren wir innerhalb einer halben Stunde um 70 bis 100 Prozent. Das gelingt uns bei über 90 Prozent der Schmerzpatienten. Anders formuliert: Der Restschmerz, der nach der ersten Behandlung übrig bleibt, beträgt nur noch 0 (schmerzfrei) bis 30 Prozent („Wenn das so bleibt, kann ich es leicht ertragen und nehme keine Schmerzmittel mehr“, hören wir häufig von Patienten).

Die von uns in jeder Ausbildung begleitend geführte Schmerzstatistik belegt inzwischen folgende Realität: Bei 97 Prozent der insgesamt beobachteten Schmerzzustände reduzierten sich die Beschwerden auf 0 (schmerzfrei) bis 30 Prozent. 67 Prozent der Betroffenen waren sogar völlig schmerzfrei.

Dieses Ergebnis löst natürlich „Schockwellen“ bei Vertretern herkömmlicher Schmerztherapien aus: Wie kann es sein, dass die Schmerztherapie nach Liebscher & Bracht solch eine – für unmöglich gehaltene – Wirksamkeit entfaltet? Die Teilnehmer an unseren Ausbildungen, bei denen diese Ergebnisse erreicht wurden, sind selbst überwiegend Schmerztherapeuten, also Spezialisten im Bereich Schmerz der unterschiedlichsten Fachrichtungen. Dass es sich also bei den „mitgebrachten“ Schmerzzuständen nicht um leicht therapierbare handelt, beweist allein die

Tatsache, dass sie von den Schmerzprofis oft in Jahren und Jahrzehnten selbst nicht unter Kontrolle gebracht werden konnten.

Auch auf der wissenschaftlichen Forschungsebene beweisen inzwischen die Ergebnisse einer ersten Studie, dass unsere Therapie bei allen Probanden unter streng objektivierten Bedingungen eine durchschnittliche Schmerzreduzierung um 62 Prozent erreicht. Diese Wirksamkeit untermauert unsere statistisch erfassten Ergebnisse.

Da wir inzwischen mit namhaften Forschern zusammenarbeiten, die sich an vorderster Front mit neuesten muskelphysiologischen Erkenntnissen beschäftigen, sind wir gespannt auf die vollständige wissenschaftliche Erklärung dessen, was wir seit vielen Jahren täglich erleben dürfen: Kleinere und größere „Wunder", die nur deswegen von den schmerzgeplagten Patienten als solche eingeschätzt werden, weil sie seit vielen Jahren leiden mussten und oft die Hoffnung auf Hilfe aufgegeben hatten.

Bis zum Sommer 2009 erfuhren vor allem die interessierten Therapeuten von unserer neuen Schmerztherapie. Dann wurde sie mehreren Millionen Fernsehzuschauern von Günter Jauch in seiner Sendung stern TV vorgestellt. Seitdem erfahren immer mehr Menschen von dieser Möglichkeit, sich endlich von unnötigem Leid zu befreien.

Das Buch, das Sie in den Händen halten, zeigt Ihnen, wie verblüffend Schmerzen und eingeschränkte Beweglichkeit gemindert oder gar beseitigt werden können. Muskuläre Beeinflussungen, systematisiert im neuen Dreistufen-Selbsthilfeprogramm bringen hierbei den Erfolg.

Wir wünschen Ihnen ein gesundes, schmerzfreies Leben in Bewegung!

Ihre Dr. med. Petra Bracht und
Roland Liebscher-Bracht,

Tarifa im Sommer 2010

Die zweite Stufe im SelbsthilfeProgramm

Legen Sie Hand an: Ihre SchmerzfreiBallmassage

Die dritte Stufe im SelbsthilfeProgramm

Werden Sie aktiv: Ihre SchmerzfreiÜbungen

Jetzt müssen Sie handeln: Fangen Sie an

Gesundheit mit System

Wichtige Informationen zu Beginn:

Das müssen Sie wissen!

Nur wer die Zusammenhänge
weiß und versteht,
kann eigenbestimmt und frei entscheiden,
wie er mit seinen Schmerzen umgeht.

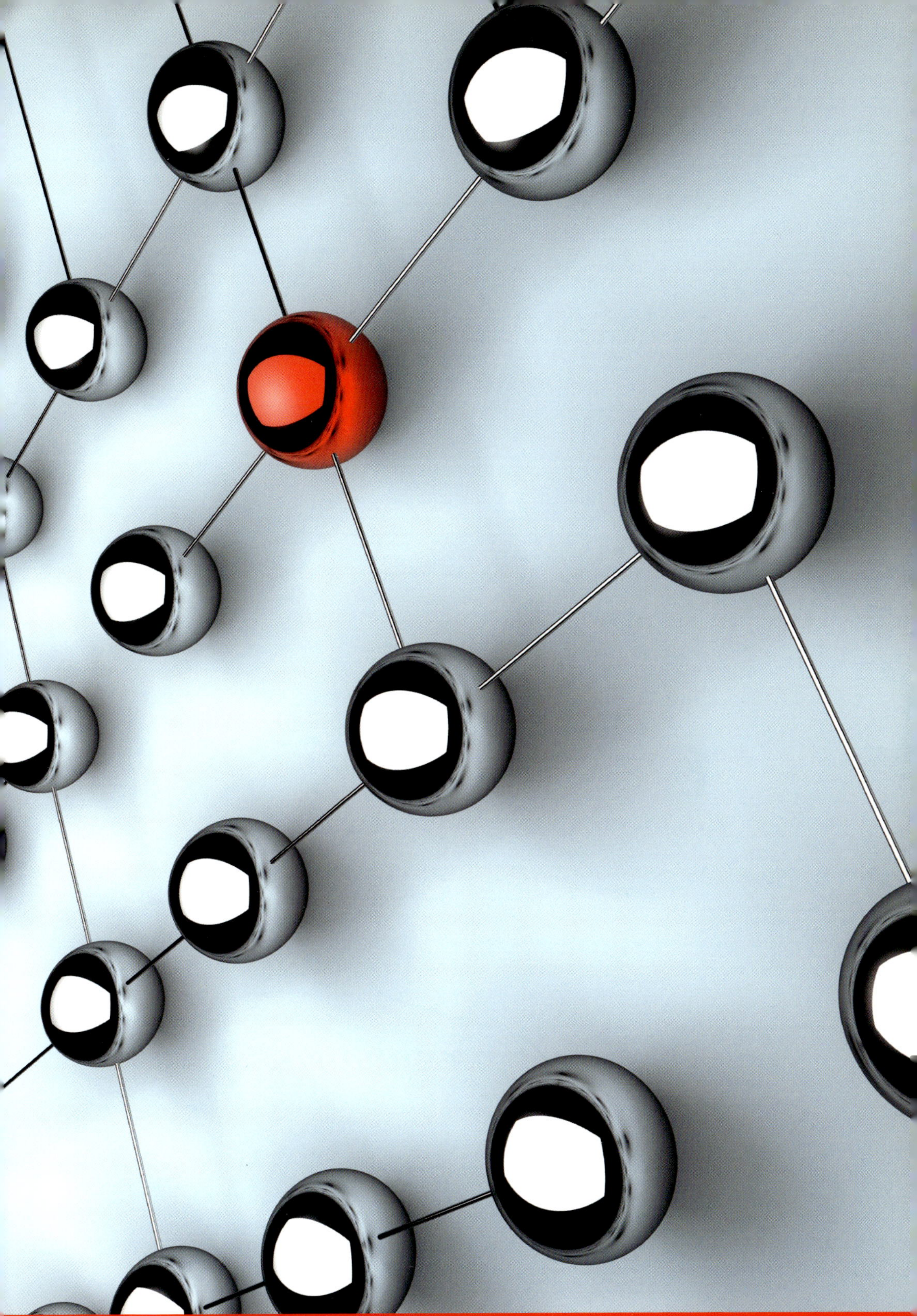

So wie Sie leiden viele andere: Volkskrankheit Rückenschmerz

Natürlich wissen Sie als Betroffener, was Schmerzen sind, wie sie peinigen, wie sehr sie sich auf Ihre Lebensqualität auswirken. Und Sie stehen ganz und gar nicht allein da. Rückenschmerzen im unteren Bereich, also der Lendenwirbelsäule, sind die weitaus häufigsten Schmerzen am Rücken. Sie machen 75 Prozent aus. 24 Prozent entfallen auf die Halswirbelsäule und nur ein Prozent auf die Brustwirbelsäule.

Den verschiedenen Quellen zu Folge, haben 70 Prozent der 30- bis 60-jährigen Frauen und 65 Prozent der Männer Rückenschmerzen; durchschnittlich 69 Prozent, also mehr als zwei Drittel aller Deutschen. Unter chronischen Rückenschmerzen leiden 21,6 Prozent der Frauen und 15,5 Prozent der Männer.

Rückenschmerzen sind damit die häufigste Schmerzform. Auf sie gehen über 60 Prozent der Kur- und Invaliditätsanträge zurück. Die durch sie verursachten Kosten und Folgebelastungen schätzt man auf 49 Milliarden Euro jährlich, allein in Deutschland. Sie sorgen also nicht nur für großes persönliches Leid, sie sind auch die teuerste Volkskrankheit. Die möglichst effiziente Behandlung und Beseitigung sind daher von großem Interesse für die Volkswirtschaft.

Und es zeigt, dass die herkömmliche Schmerztherapie versagt. Sie hat die wirklichen Ursachen offenbar noch nicht gefunden.

Sie sehen, Millionen Menschen leiden mit Ihnen. Da liegt es auf der Hand, dass diesen Schmerzen irgendeine Systematik zugrunde liegt. Denn keiner wird behaupten wollen, dass Gott oder die Evolution diese Pein absichtlich im Menschen installiert hat. Und es zeigt, dass die herkömmliche Schmerztherapie versagt. Sie hat die wirklichen Ursachen offenbar noch nicht gefunden.

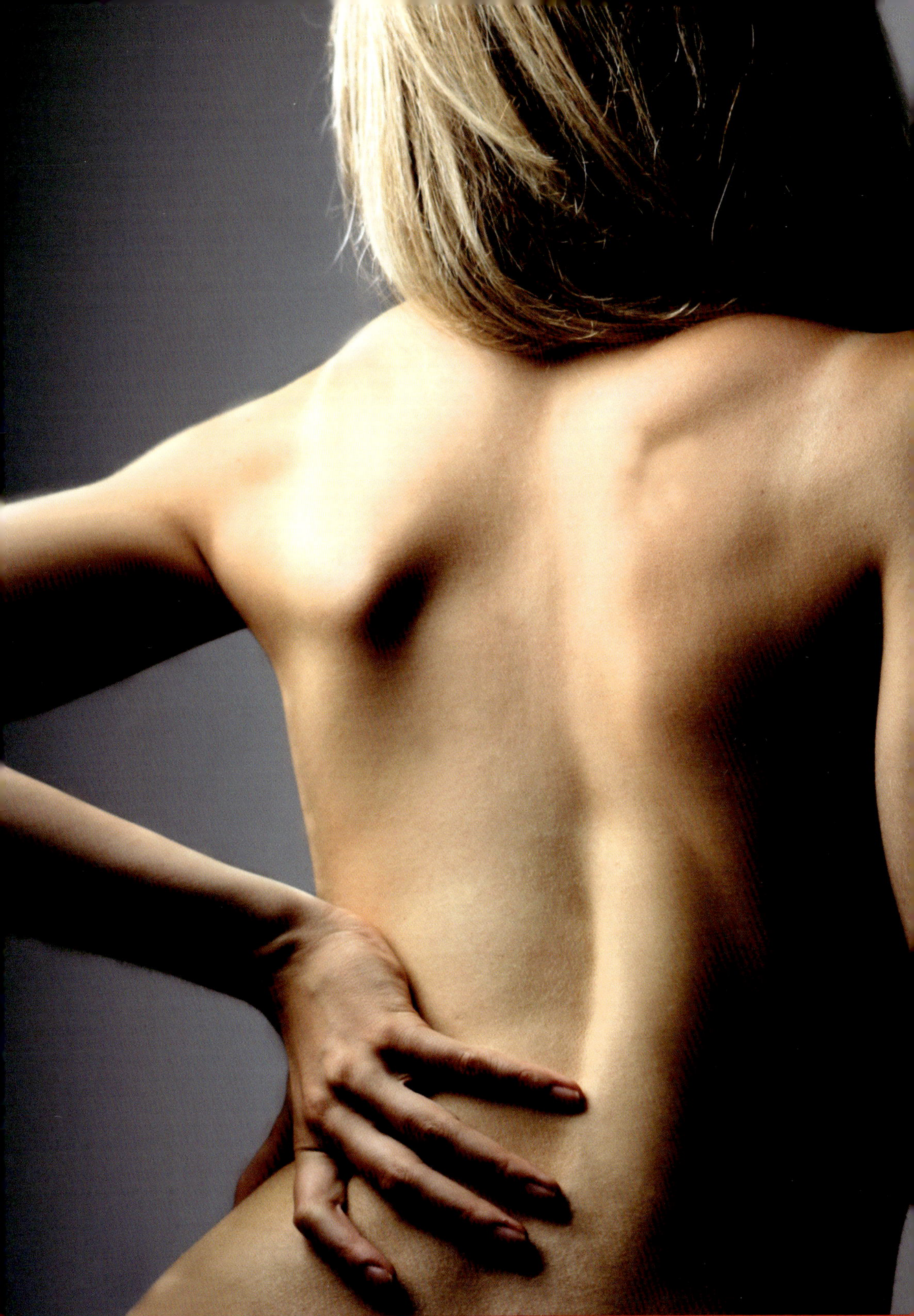

„Neue" Erkenntnisse – 25 Jahre erforscht, entwickelt und wissenschaftlich bewiesen

Natürlich fragen Sie sich das Gleiche, was sich in den letzten drei Jahren sehr viele Schmerztherapeuten und Patienten gefragt haben: Wie kommen eine Ärztin und ein Kampfkünstler, der Wirtschaftsingenieurwesen (Maschinenbau und Betriebswirtschaft) studiert hat, dazu, eine Schmerztherapie zu entwickeln, die eine bisher nicht annähernd für möglich gehaltene Wirksamkeit entfaltet? Und das noch auf einem völlig natürlichen Weg, ohne Arzneimittel, Operationen oder künstliche Gelenke!

Die Antwort ist, dass es offensichtlich so sein sollte, denn es war nicht geplant. Petra Bracht (hier kurz PB genannt) spezialisierte sich zwar sehr früh auf naturheilkundliche Vorgehensweisen, insbesondere auf die immer noch in ihrer Wichtigkeit und Wirkung stark unterschätzte Ernährungsmedizin. Wie viele Ihrer Kolleginnen und Kollegen lernte sie Schmerzen als oft nur sehr schwer oder gar nicht behandelbare Zustände kennen. Roland Liebscher-Bracht (im Folgenden kurz RLB) studierte lange Jahre, sein Herz aber schlug schon von frühester Jugend an für asiatische Kampfkunst. Deswegen setzte er sein erlangtes technisches Wissen nie herkömmlich beruflich um. Er spezialisierte sich stattdessen auf „weiche" chinesische Bewegungslehren und baute ein Netz von Selbstverteidigungsschulen auf.

Das waren die Anfänge einer neuen Schmerztherapie. Schon Ende der 80er Jahre installierte RLB „Gesundheitsklassen" im Unterrichtsangebot seiner Selbstverteidigungsschulen. Er machte nämlich zunehmend die Erfahrung, dass Menschen mit verschiedensten chronischen Schmerzen und schmerzhaften Bewegungseinschränkungen sich besser fühlten oder völlig schmerzfrei wurden, wenn sie bestimmte Bewegungen übten. Das waren die ersten Anfänge der ausgesprochen effektiven Bewegungslehre nach Liebscher & Bracht. Bald schon wendete er zusätzlich Manualtechniken an, um den gleichen Effekt therapeutisch im Akutfall zu erreichen.

PB interessierte sich zunehmend für diese muskuläre Herangehensweise und kombinierte sie mit ihrer Ernährungsmedizin, wodurch sich die Wirksamkeit weiter erhöhte. Bald behandelte RLB unter ihrer Aufsicht Schmerzpatienten. Über viele Jahre hinweg entwickelten so beide miteinander eine völlig neue, systematische Herangehensweise, Schmerzen ursächlich zu beseitigen: Die Schmerztherapie nach Liebscher & Bracht.

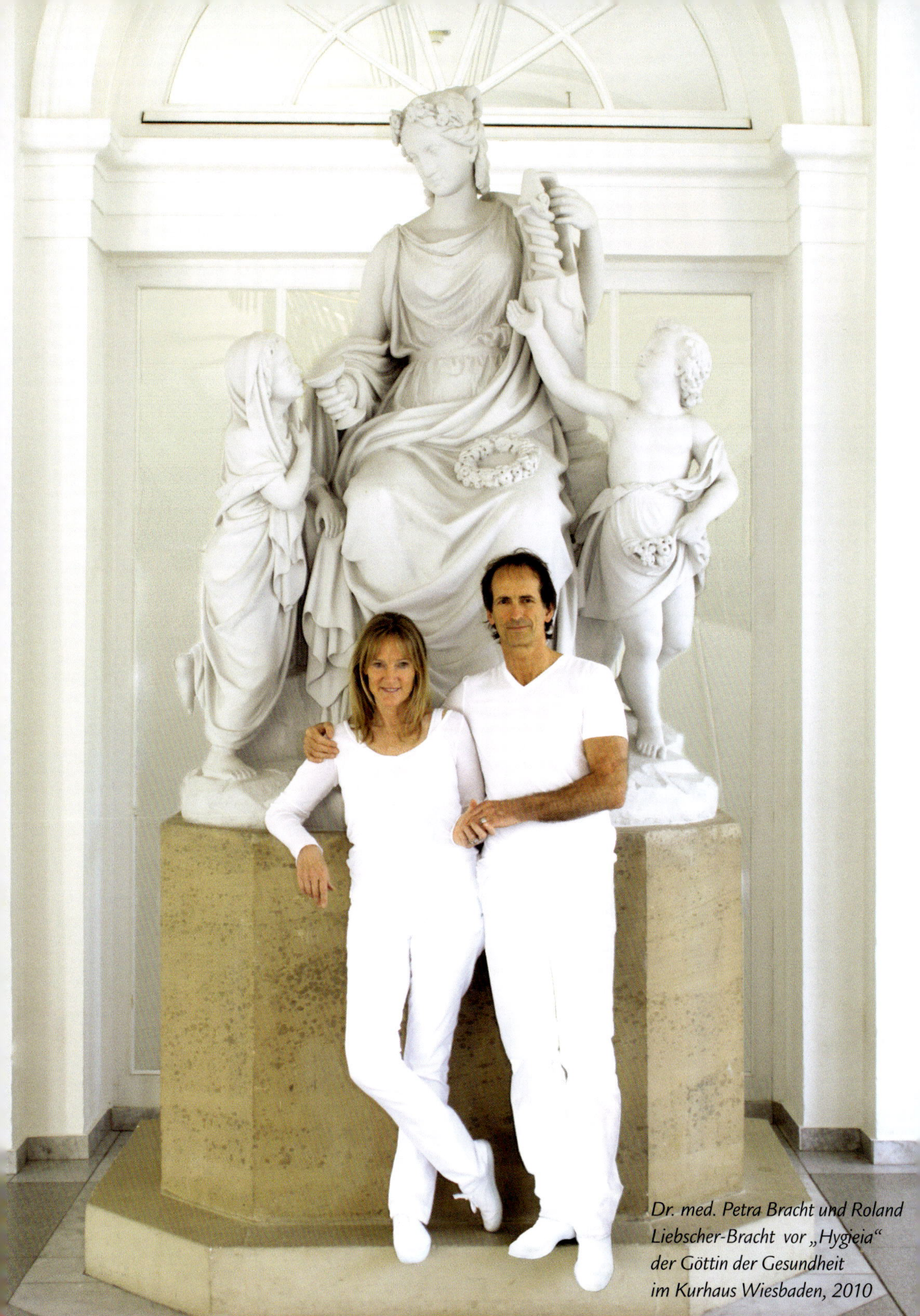

Dr. med. Petra Bracht und Roland Liebscher-Bracht vor „Hygieia" der Göttin der Gesundheit im Kurhaus Wiesbaden, 2010

Was ist neu, was ist anders, an der Schmerztherapie nach Liebscher & Bracht?

Leiden Sie unter Arthrose, Bandscheibenschäden, unter Kalkablagerungen oder Entzündungen? Oder hat man bei Ihnen Nervenreizungen, psychische Auslöser oder Krankheiten wie Fibromyalgie, Weichteilrheumatismus oder Morbus Bechterew diagnostiziert? Keine Sorge: Unsere Therapie entfaltet einen von vielen Fachleuten für unmöglich gehaltenen Wirkungsgrad. Über 90 Prozent der Schmerzzustände können schon in der ersten Behandlung massiv gesenkt werden. Dieses herausragende Ergebnis erreicht unsere Schmerztherapie, kurz **LnB Painless**, ohne Arzneimittel, ohne Spritzen, sowie ohne irgendwelche Therapiegeräte oder Operationen.

Der Schmerz „schmilzt weg, wie das Eis in der Sonne“

Grundlage für die frappierende Wirksamkeit ist die entscheidende Entdeckung, dass die meisten Schmerzen nicht ursächlich durch Verletzungen, Schädigungen oder Verschleiß verursacht werden, sondern letztendlich durch krankhafte muskuläre Zustände (Fehlprogrammierungen). Es handelt sich um „AlarmSchmerzen“, die im Minuteneffekt beseitigt werden können, wenn der Therapeut weiß, wie sie zustande kommen. In der Schmerztherapie nach Liebscher & Bracht setzt der Therapeut die SchmerzpunktPressur (eine speziell entwickelte Manualtechnik) ein, um die verantwortlichen muskulären Fehlspannungen zu korrigieren. Dies gelingt durch die Beeinflussung bestimmter biologischer Informationsschalter (Mechanorezeptoren), wir nennen sie **Alarm-Schmerzrezeptoren.**

Der vom Schmerz befreite Patient bekommt nun ein Programm aus SchmerzfreiÜbungen gezeigt. Diese so genannten „**Engpassdehnungen**“ führt er zuhause durch und festigt damit immer mehr die durch die Therapie erreichte Schmerzfreiheit. Sie als Patient lernen auf diesem Wege, selbst für Ihre Schmerzfreiheit zu sorgen. Möchten Sie darüber hinaus die Fähigkeit erwerben, anderen Schmerzzuständen vorzubeugen und sich auch im höheren und hohen Alter immer beweglicher zu machen, dann haben Sie die Möglichkeit, an unserer Bewegungslehre nach Liebscher & Bracht, kurz **LnB Motion**, an Kursen oder dem fortlaufenden Training teilzunehmen. Dieser Unterricht führt im Laufe der Zeit zu nicht für möglich gehaltenem Wohlbefinden und wachsender Lebensenergie.

Vor allem für Patienten mit chronischen Schmerzen sind die Erkenntnisse aus der Gesundheitslehre nach Liebscher & Bracht, kurz **LnB Health**, von hohem Nutzen. Ernährungsoptimierung, die Ausschaltung von schädlichen Umweltfaktoren oder psychischen Belastungen, helfen über die Optimierung des Stoffwechsels, die Schmerzfreiheit dauerhaft noch besser zu verankern. Als automatischer Nebeneffekt verbessert sich der gesamte Gesundheitszustand.

Profitieren Sie von der neuen Schmerztherapie

Bevor Sie mit dem in diesem Buch beschriebenen Akuthilfeprogramm beginnen, sollten Sie als Schmerzleidender sich selbst gegenüber verantwortungsbewusst sein. Unsere Schmerztherapie greift in über 90 Prozent der Fälle. Aber, bei aller statistischen Deutlichkeit, gibt es natürlich Ausnahmen. Sie sind sehr selten, aber es gibt sie. Beispielsweise behandelten wir vor Jahren einen Patienten, der über diffuse Rückenschmerzen klagte. Er reagierte untypisch auf unsere Therapie, so dass wir ihn zwecks Abklärung zum Kardiologen schickten. Einige Wochen später hatte man ihm drei Bypässe gelegt – die Schmerzen hingen in diesem Fall mit dem Zustand seines Herzens zusammen. Bitte experimentieren Sie also vor allem dann nicht länger herum, wenn die hier beschriebenen SchmerzfreiPackungen, die SchmerzfreiÜbungen oder die SchmerzfreiBallmassage nicht gleich schmerzlindernd wirken. Machen Sie Ihre Entscheidung auch von der Schwere Ihres Zustandes abhängig. Je länger Sie schon unter Rückenschmerzen leiden, je schlimmer diese sind und vor allem, wenn Sie schon über längere Zeit nicht mehr ohne Schmerzmittel auskommen, sollten Sie vor Beginn des Programms unbedingt einen unserer Therapeuten aufsuchen.

Wie können Sie nun dieses neue Wissen nutzen?

Als Schmerzpatient, der schon bei einem LnB Therapeuten in Behandlung ist, können Sie die hier enthaltenen Informationen – vor allem die große Palette an Varianten von den SchmerzfreiÜbungen und der SchmerzfreiBallmassage – nutzen, um die in der Therapie erreichte Schmerzreduzierung zu festigen.

Als gesundheitsbewusster Mensch, der sich vorbeugend gegen Schmerzen „immun" machen möchte, sollten Sie die SchmerzfreiÜbungen regelmäßig in Ihren Alltag einbauen.

Die SchmerzfreiBallmassage können Sie nach kleineren Verletzungen oder Sportunfällen direkt anwenden, ebenso die SchmerzfreiPackungen, wenn Aktivität nicht möglich ist. Auch bei Muskelkater tragen diese Werkzeuge zu Erleichterung und schnellerer Normalisierung bei. Oder Sie nutzen sie einfach nur als wirksame Entspannungstechnik oder „Schmerzvorbeugetechnik" für sich selbst oder einen Partner.

Wie Sie sehen, gibt es genug Möglichkeiten für jeden Anspruch, die aus den Erkenntnissen der Neuen Schmerztherapie resultierenden „Werkzeuge" zu nutzen.

Anstelle des üblichen Eigen-Checks „Was mache ich richtig oder falsch?"

In vielen Selbsthilfebüchern über Schmerzen werden Sie aufgefordert, verschiedene Einschätzungen über das eigene Verhalten zu geben und allerlei Fragen zu beantworten. Aus diesen Informationen werden dann Schlussfolgerungen, Verbote oder Empfehlungen abgeleitet, sowie Hilfsmittel vorgeschlagen.

Bei Liebscher & Bracht halten wir nicht viel, genau genommen gar nichts davon. Wer möchte sich schon vorschreiben lassen, was er zu tun oder zu lassen hat? Die gute Nachricht von LnB an Sie:

Sie dürfen und sollen sich grundsätzlich so bewegen, wie es Ihnen gefällt! Es gibt keine „falschen" Bewegungen.

Ihre Schmerzfreiheit hat nicht zur Vorbedingung, dass Sie Ihrem geliebten Sport oder Hobby abschwören müssen, dass Sie nur noch auf „Gesundheitsstühlen" sitzen, auf „Gesundheitsmatratzen" und „Gesundheitskissen" liegen dürfen oder Alltagsbewegungen nur noch nach genauen Vorgaben ausführen dürfen. Womöglich teure Schuhe mit Abfederung, speziellen Fußbetten, Einlagen oder besonderem Abrollverhalten tragen müssen. Oder vielleicht dem Körper mit Tapes, Bandagen, Gelenkstützen helfen sollen, Belastungen zu vermeiden. Sie kennen viele von diesen „Hilfen" und wissen, dass wir die Aufzählung dieser heute empfohlenen Maßnahmen über Seiten fortsetzen könnten. Aber ist all das wirklich notwendig? Sind wir so degeneriert, dass wir ohne diese Mittel und Verhaltensbeschränkungen nicht mehr überlebensfähig sind?

Die Antwort ist: Die meisten von uns sind tatsächlich in einem völlig desolaten Zustand! Ohne sich dessen bewusst zu sein und dieser persönlichen Situation hilflos

Sie lernen mit Hilfe dieses Selbsthilfebuches, warum und auf welche Weise unser Körper reagiert. Warum er Schmerzen im unteren Rücken produziert.

ausgeliefert. Diesen Zustand aber zu akzeptieren und Milliarden dafür auszugeben, ihn eher noch zu verschlimmern, das kann ja wohl die Lösung nicht sein. Sie haben richtig gelesen. All diese Maßnahmen und Hilfsmittel verschlimmern unseren degenerierten Zustand noch. Warum? Weil unser Körper mit all seinen Funktionen ein biologisches, lebendes System ist, das sich den Anforderungen anpasst! Minimieren wir diese durch Schonen und Unterstützen, dann baut die Struktur unseres Körpers ab. Wir werden noch schwächer und anfälliger – und abhängig von all diesen vermeintlichen Hilfsprodukten.

Wussten Sie, dass die Belastbarkeit unserer Bänder nach nur vier Wochen Inaktivität oder stützender Maßnahmen, um sage und schreibe 80 Prozent abnimmt? Dass die tiefen Rückenmuskeln zur Hälfte aus Bindegewebe bestehen, das durch Schonung genauso abbaut? Dass die Fasern genau dieser Muskeln, genetisch bedingt, besonders schnell degenerieren, wenn Bewegung fehlt?
Sie lernen mit Hilfe dieses Selbsthilfebuches, warum und auf welche Weise unser Körper reagiert. Warum er Schmerzen im unteren Rücken produziert. Und, wenn Sie das verstanden haben, was genau Sie machen können, damit diese Schmerzen verschwinden und in diesem Leben möglichst nicht mehr auftauchen.
Eine Akutmaßnahme, wenn nichts anderes mehr geht, vier Zonen für die von uns entwickelte Ballmassage und fünf einfache, aber sehr wirksame Übungen.

Mehr brauchen Sie nicht!

Wie entstehen Schmerzen im Bereich des unteren Rückens?

Wenn Sie verstanden haben,
wie diese Schmerzen zu Stande kommen,
können Sie exakt nachvollziehen,
warum die herkömmlichen Therapien
nicht helfen können
und welch frappierende Irrtümer
verbreitet sind.

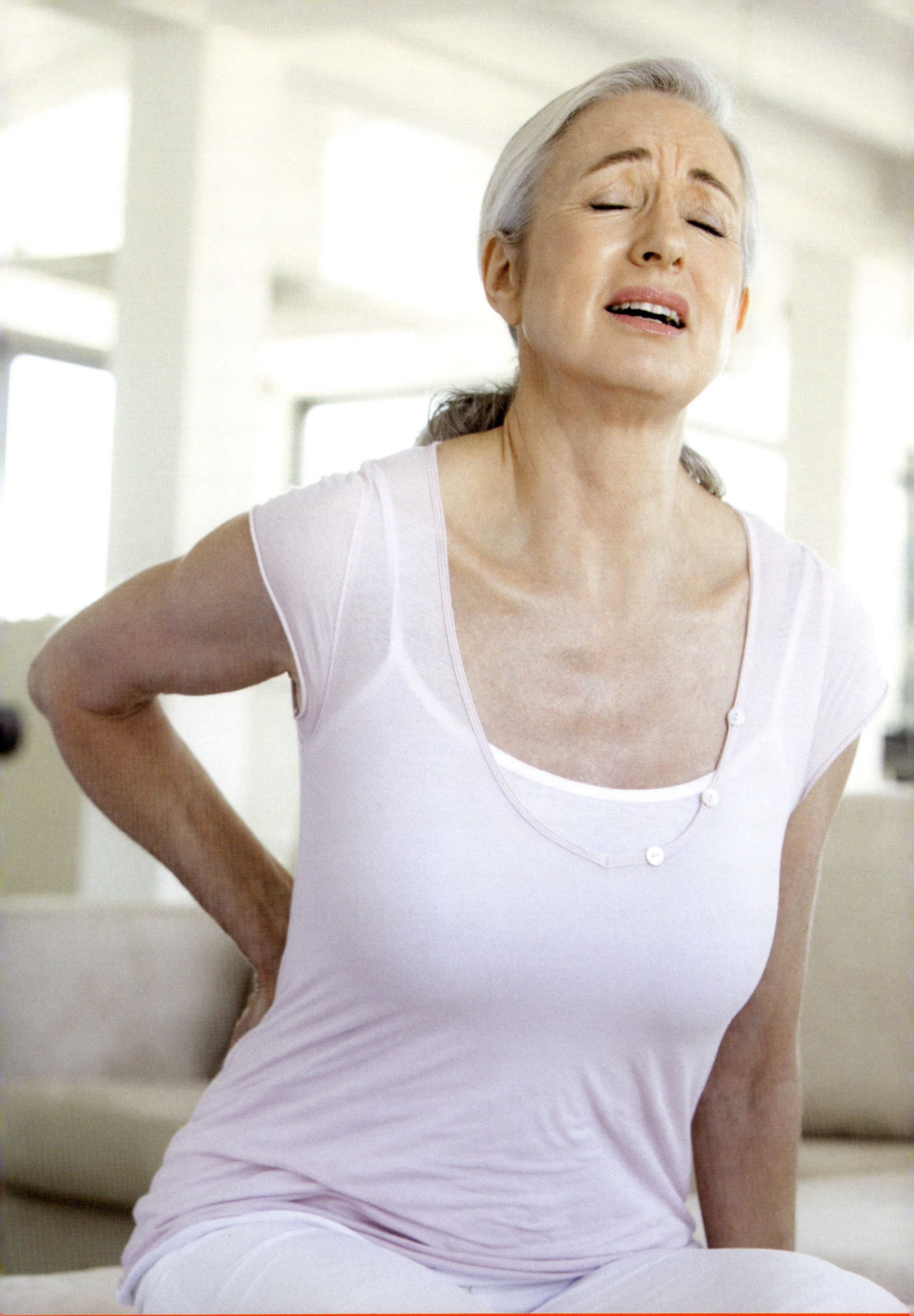

Ohne es zu wissen, trainieren Sie sich diese Schmerzen selbst an!

Eine Frage, die wir den Teilnehmern an unseren Schmerztherapeuten-Ausbildungen immer stellen: Wenn unser Körper sich so, wie er genetisch festgelegt ist, bei Nutzung aller „eingebauten" Bewegungswinkel, zu 100 Prozent bewegen kann, zu wie viel Prozent nutzen Menschen heute durchschnittlich diese Möglichkeiten? Die Antworten schwanken zwischen 10 und 40 Prozent. Wir selbst halten 15 bis 20 Prozent für realistisch.

Was bedeutet das? Es bedeutet, dass wir die Möglichkeiten, uns zu bewegen, zum großen Teil nicht nutzen. Wir haben Gelenke, die unsere Knochen verbinden. An diesen Knochen sind Muskeln befestigt, durch die wir uns so bewegen können, wie die Gelenke das von ihrer Konstruktion her zulassen. Egal, ob in der Evolution entstanden oder von Gott erschaffen, resultieren daraus die oben genannten 100 Prozent an Möglichkeiten, sich zu bewegen. Alles in uns ist vernetzt, alles in uns fließt und bewegt sich. Das Blut, die Lymphe – zum Großteil Wasser –, sind die Transportflüssigkeiten, die Nährstoffe, Abfälle und Botenstoffe dorthin befördern, wo wir sie benötigen.

All diese „innere Bewegung" funktioniert zum größten Teil nur, wenn „äußere Bewegung" sie auslöst. Liegen wir bewegungslos da, sinkt die „innere Bewegung" auf ein Minimum ab.

Wussten Sie, dass der Pumpdruck des Herzens lediglich ausreicht, um das Blut durch die größeren Gefäße zu pumpen? Bei längerem Liegen bleiben die kleinen Gefäße, die Haargefäße (Kapillaren), weitgehend minder durchströmt. Aber in ihnen findet der größte Teil des Stoffwechselgeschehens statt, wodurch erst die Zellen versorgt werden. Bei körperlicher Bewegungslosigkeit bauen wir deswegen in atemberaubender Geschwindigkeit auf allen Funktionsebenen ab. Fangen wir wieder an, uns zu bewegen, pumpen die Muskeln das Blut durch die Kapillaren, die Versorgung und Entsorgung läuft wieder an.

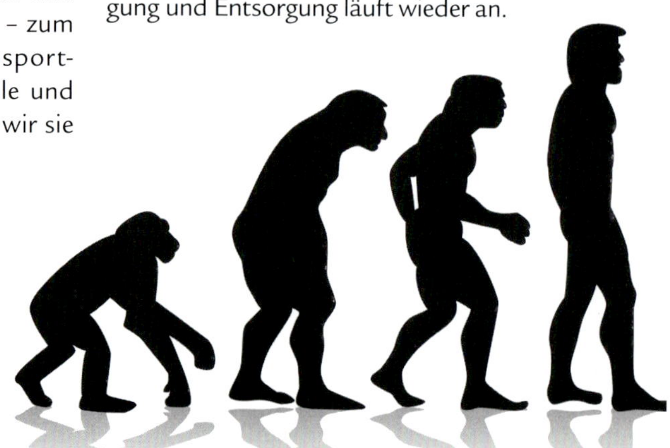

Sie können nun nachvollziehen, dass wir Menschen nur dann unseren persönlich realisierbaren Bestzustand erreichen können, wenn wir unsere Bewegungsmöglichkeiten zu 100 Prozent nutzen. Das aber findet heutzutage in unserem Alltag nicht statt. Wir bewegen uns völlig anders als für unsere „Konstruktion" vorgesehen. Bestimmte Bewegungen finden viel zu wenig oder zu einseitig statt. Wir beugen uns nicht zurück, weil wir im Baum nicht mehr an die Banane kommen müssen. Wir greifen nicht nach hinten, weil der Kühlschrank vor uns steht. Wir heben die Hände nicht so hoch wie möglich und hangeln nicht an Ästen, weil wir nicht auf Bäume klettern. Wir laufen nicht 42 Kilometer am Tag, weil wir 800 Kilometer mit dem Auto zurücklegen und in Flughäfen nach 3 Stunden Sitzen „Laufbänder" benutzen, auf denen wir dann stehen, statt zu gehen. Wir sind kaum in Bewegung, weil viele von uns über 20 Stunden täglich sitzen, da wir dies auch im Schlaf mit angezogenen Knien tun. Wir erklimmen keinen Hang, weil wir mit Aufzug oder Rolltreppe in den dritten Stock kommen.

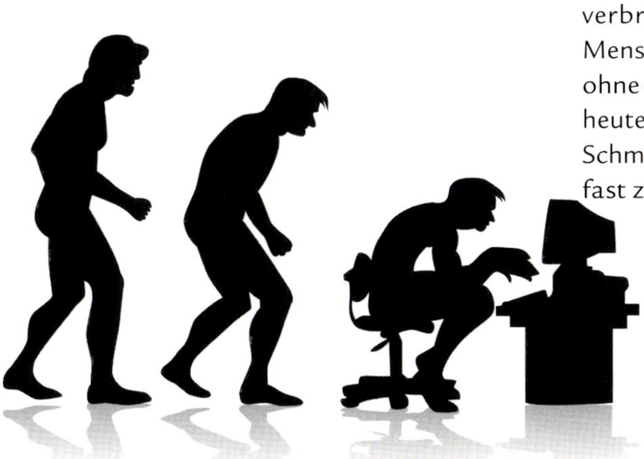

Es ist logisch und nachvollziehbar, dass jede Bewegung ausschlaggebend für die innere Bewegung der Körperflüssigkeiten ist und auch mit der Mechanik der Knochen, Gelenke, Muskeln und Bindegewebe wie Faszien, Sehnen, Bändern oder Kapseln zu tun hat. Liegt es da nicht nahe, dass diese Strukturen massiv unter der einseitigen oder fehlenden Bewegung leiden? Könnte es nicht sein, dass es kein Zufall ist, dass so gut wie alle der heute vorkommenden Schmerzen oder Schädigungen exakt diese Strukturen oder deren nähere Umgebung betreffen?

Genau diese Zusammenhänge haben wir fast 25 Jahre lang untersucht und dabei herausgefunden, wie fast alle der heute verbreiteten Schmerzen entstehen: Die Menschen trainieren sie sich selbst an, ohne es zu wissen, weil sie so leben wie das heute üblich ist. Lesen Sie nun, wie sich Ihre Schmerzen im Bereich des unteren Rückens fast zwangsläufig entwickeln müssen.

Woher kommt mein Schmerz im Bereich des unteren Rückens?

Damit Sie genau verstehen, was sich in Ihrem Körper abspielt, nehmen Sie sich bitte kurz Zeit für die folgenden Erklärungen, auch wenn Sie sich mit den körperlichen Gegebenheiten bisher nicht befasst haben. Die Vorgänge sind sehr einfach nachzuvollziehen.

Sie sehen hier – von der Seite her – die knöchernen Strukturen des Menschen, die für unsere Untersuchung wichtig sind. Die Wirbelsäule mit dem Brustkorb, am oberen Ende der Schädel, am unteren Ende das Becken. Daran anschließend der Oberschenkelknochen, der Unterschenkel und der Fuß, verbunden durch das Hüft-, Knie- und Fußgelenk. *(s. Bild 1)*

Wenn wir den Menschen von der Seite betrachten, dann liegt der Schwerpunkt immer vor der Wirbelsäule. Das bedeutet, dass der Rumpf immer nach vorne kippen möchte. In der Mechanik wird das durch ein Drehmoment nach vorne beschrieben, ausgelöst durch die Kraft des Schwerpunkts auf den Hebelarm, zum entsprechenden Teil der Lendenwirbelsäule. *(s. Bild 2)*

Damit der Rumpf nicht nach vorne fällt, gibt es die Rückenmuskeln. Sie ziehen den Rumpf nach hinten, in die „Rückbeugung", indem sie ein Drehmoment nach hinten auslösen. Sind beide Drehmomente genau gleich groß, dann bleibt der Rumpf gerade. *(s. Bild 3)*

Wenn wir uns nun eine Ausschnittvergrößerung der Lendenwirbelsäule anschauen, sehen wir, dass aus diesen beiden Drehmomenten eine physiologische, das heißt normale, Belastung der Bandscheiben resultiert. Wechseln Belastung und Entlastung sich ab, dann werden die Bandscheiben durch diesen „Schwammeffekt" gut ernährt. Dabei werden Abfallstoffe durch Druck ausgeschieden und Nährstoffe durch die folgende Entspannung eingesaugt. *(s. Bild 7)*

Bei Übergewicht, aber auch bei Schwangerschaft, wird das Drehmoment nach vorne größer. Dadurch steigt die Grundbelastung auf die Bandscheiben. *(s. Bild 8)*

Nun gibt es Muskeln an der Vorderseite unseres Körpers, die eine große Rolle bei unserer Untersuchung über die Schmerzen im Bereich des unteren Rückens spielen. Sie sehen sie hier vereinfacht eingezeichnet. *(s. Bild 4)*

Alle Muskeln reagieren sehr schnell auf Training. Das dazugehörige Bindegewebe passt sich ebenfalls mit der Zeit diesen neuen Trainingszuständen an. Sehen Sie, was beim Sitzen mit diesen Muskelzügen passiert? Sie sind viel kürzer, als beim Stehen; in schlechter Rumpfhaltung sogar noch ein Stück mehr. Wichtig zu beachten: Alle beteiligten Strukturen, also Muskelfasern,

Faszien, Muskelhüllen, Sehnen, Nerven, Gefäße, ja, sogar die Hautschichten, sind dann entsprechend kurz. *(s. Bild 5)*

Sitzen die Menschen so häufig, wie das heute üblich ist, passieren mehrere Dinge: Zum einen verschlechtert sich durch zu wenig Bewegungsaktivität die Versorgung der beteiligten Strukturen mit Nährstoffen, was sie schwach und anfällig für Verletzungen macht. Zum anderen verkürzen die Strukturen an der Vorderseite des Körpers. Dies erhöht das nach vorne ziehende Drehmoment. So muss die Rückenmuskulatur gegenziehen, damit der Mensch gerade und aufrecht bleibt. Das nach hinten wirkende Drehmoment wird also auch größer. *(s. Bild 6)*

Dadurch steigt natürlich die Grundbelastung der beteiligten Bandscheiben noch mehr. Durch die „Doppelbelastung" der Unterversorgung mit Nährstoffen und die immer weiter zunehmende Belastung, leiden sie, und bauen ab.

Durch diese Entwicklung werden die Rückenmuskeln automatisch immer stärker trainiert, damit sie genug Kraft haben, dem stärkeren Zug von vorn standhalten zu können. Deshalb spüren Masseure auch bei den meisten Menschen sehr verhärtete Rückenstrecker. Nun nähern wir uns der ersten Stufe des Schmerzgeschehens, dem Überlastungsschmerz.

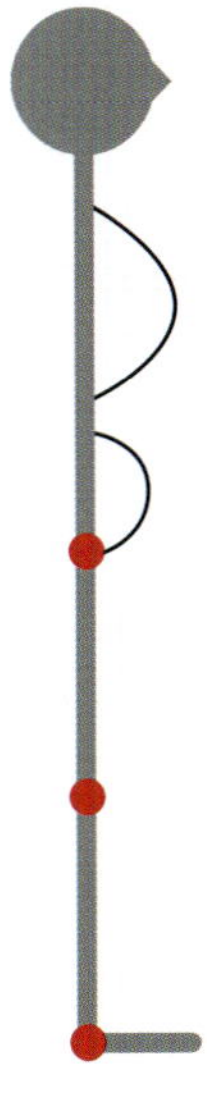

1 *Der Mensch von der Seite . . .*

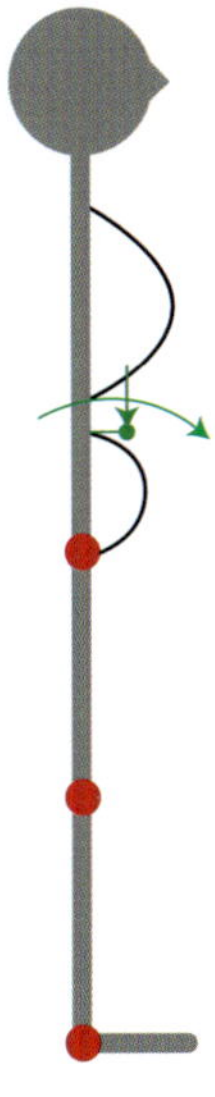

2 *. . . mit Schwerpunkt und Drehmoment nach vorne.*

Der Überlastungsschmerz entsteht dort in den Rückenmuskeln, wo die Überforderung am größten ist. Wenn man sich hinlegt, und einen Moment wartet, lässt er nach. Je nachdem, wie sehr Ihre Rückenmuskeln durch den übermäßigen Zug nach vorne überlastet sind, fängt es im aufrechten Sitzen oder Stehen wieder an zu schmerzen. Aufgrund dieses Zusammenhangs, wird oft zum Krafttraining der Rückenmuskulatur geraten. Wie wir nachher aber sehen werden, führt das nur zu vorübergehender, scheinbarer Besserung und schließlich landet man vollends in der Sackgasse.

Mit den Jahren verkürzen sämtliche beteiligten Strukturen an der Vorderseite immer mehr. Irgendwann steigt man beispielsweise nach einer längeren Fahrt aus dem Auto und bemerkt beim Aufrichten einen Schmerz im unteren Rücken. Automatisch vermeidet man diesen Schmerz und kommt nur so langsam hoch, dass es nicht, oder nur möglichst wenig, weh tut. Dies ist der Beginn des Warnschmerzes, der zweiten Stufe des Schmerzgeschehens.

Der Alarmschmerz im Bereich des unteren Rückens kommt dadurch zustande, dass beim Aufrichten die Belastung auf die Bandscheiben so stark ansteigt, dass deren Schädigung droht. *(s. Bild 9)*

Gibt man beim Aufrichten den verkürzten Strukturen an der Vorderseite des Körpers genügend Zeit, nachzugeben und länger zu werden, dann bleibt man unterhalb der Belastungsgrenze, ab der unser Körper warnt. Vor allem wegen des häufigen Sitzens, leben die meisten Menschen heute in einem muskulären Zustand, der dicht an dieser Grenze ist. Deswegen gehören Rückenschmerzen im unteren Bereich, zu den in der Bevölkerung am meisten verbreiteten Schmerzzuständen überhaupt.

Der Schädigungsschmerz, also der Schmerz, der geschädigten Struktur (Knorpel, Bandscheibe, Meniskus usw.) als dritte Stufe des Schmerzgeschehens, kommt in der Realität so gut wie nie vor. Wir wissen, wie schwer es Laien, ebenso wie Profis, fällt, diese Tatsache zu akzeptieren. Warum wir das mit dieser Sicherheit behaupten können? Erinnern Sie sich an unsere Statistik, die wir im ersten Kapitel beschrieben haben? An unsere erste wissenschaftliche Untersuchung? Das, was dort beobachtet und bewiesen wurde, ist die Realität, die wir seit fast 25 Jahren kennen. Wir hatten Hunderte, vermutlich Tausende Menschen mit Schmerzzuständen, deren Diagnosen ganz eindeutig lauteten: Schmerzursache Schädigung. Den meisten von ihnen, konnten wir helfen, bei vielen den Schmerz in kurzer Zeit völlig beseitigen. Und dies unabhängig von der behaupteten oder nachgewiesenen Schädigung. Diese Erfahrungen machten uns immer sicherer, dass es in der herkömmlichen Schmerztherapie Irrtümer über Irrtümer gibt.

Wie können Sie sich sicher sein, dass Ihre Schmerzen Alarmschmerzen oder Überlastungsschmerzen sind? Indem Sie die Strategien anwenden, die in diesem Buch beschrieben sind. Wenn diese nicht helfen und auch der Schmerztherapeut nach Liebscher & Bracht, den Sie dann unbedingt aufsuchen sollten, Ihnen nicht helfen kann, ist Vorsicht geboten! Gott sei Dank kommt das nur äußerst selten vor.

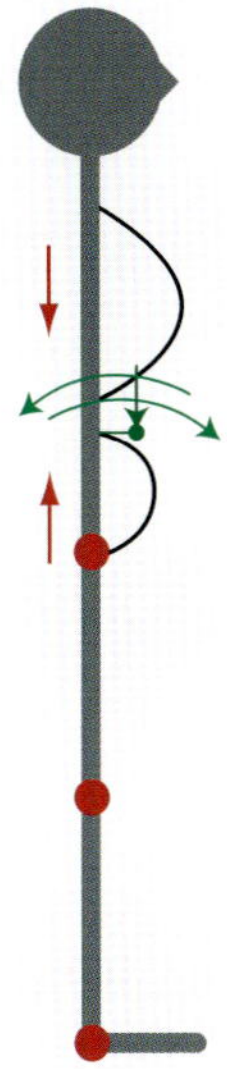

***3** Die Rückenstrecker (Rot) erzeugen das ausbalancierende Gegendrehmoment nach hinten*

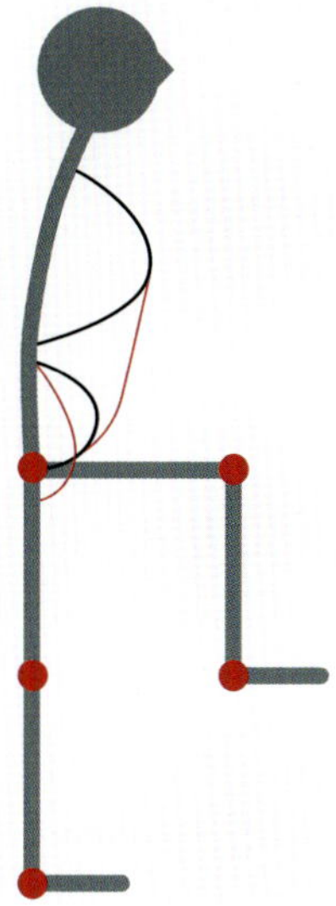

***4** Die muskuläre Verkürzung durch das Sitzen*

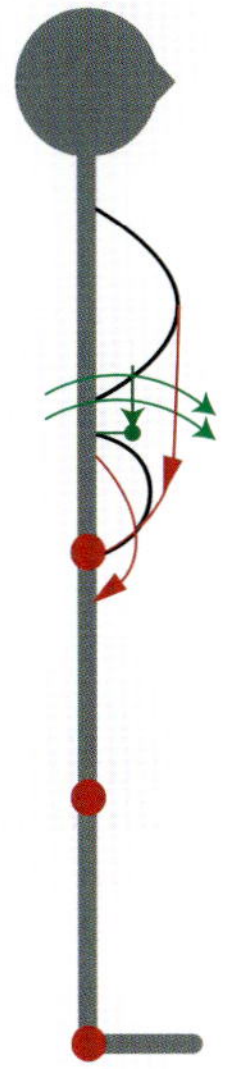

***5** Erhöhtes Drehmoment nach Vorne durch den Zug der verkürzten vordernen Muskulatur*

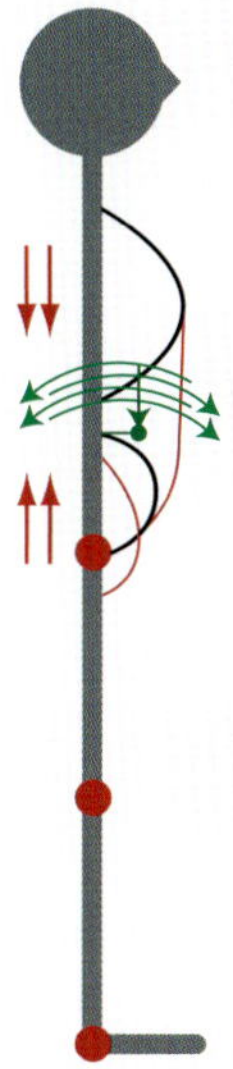

***6** Die Rückenstrecker müssen eine höhere Kraft erzeugen, um das erhöhte Drehmoment nach vorne auszubalancieren*

Der Überlastungsschmerz:
Die erste Stufe des Schmerzgeschehens

Der Überlastungsschmerz **entsteht, wenn Muskeln – zumeist durch Haltearbeit im Bereich des Rückens – überfordert werden. Sie möchten einmal ohne Risiko spüren, wie sich dieser Schmerz anfühlt? Nehmen Sie eine gefüllte Flasche in eine Hand und halten Sie diese mit ausgestrecktem, waagerechtem Arm nach vorne. Nun warten Sie einfach ab, was passiert. Abhängig von der Kraft Ihrer Schultermuskeln, dauert es zwischen 1 bis 3 Minuten. Zuerst fühlen Sie sich zunehmend unwohl und möchten den Versuch abbrechen. Wenn Sie weitermachen, kommt zum Unwohlsein ein zunehmendes Spannungsgefühl in der Schulter. Dies nimmt weiter zu. Es beginnt zu schmerzen. Der Schmerz wird immer größer, dann quälend. Schließlich beginnt es zu „brennen". Ihre Schulter fühlt sich an, als wäre sie akut entzündet, als wäre ein Nerv gereizt. Irgendwann halten Sie es nicht mehr aus und brechen den Versuch ab. Überlastungsschmerzen können schnell beseitigt werden, indem die Ursache abgestellt wird. Nicht, indem man versucht, den überlasteten Muskel zu stärken, sondern indem man den Grund für die Überlastung beseitigt.**

Hexenschuss

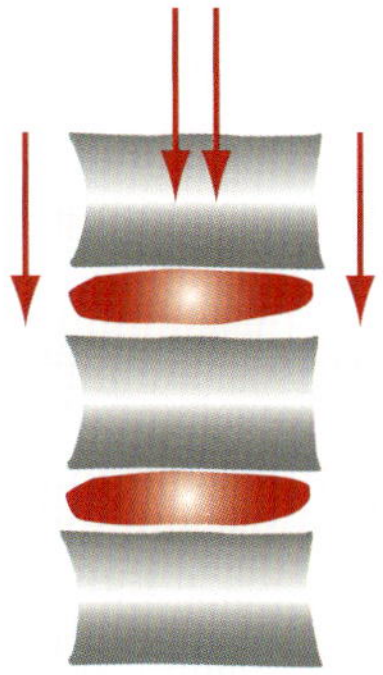

7 Bandscheibe in Normalbelastung

Der Hexenschuss, medizinisch Lumbago, ist eine extreme Steigerung des Alarmschmerzes. Durch die massive Verkürzung der Strukturen an der Vorderseite, sind die Muskeln dort sehr gereizt.

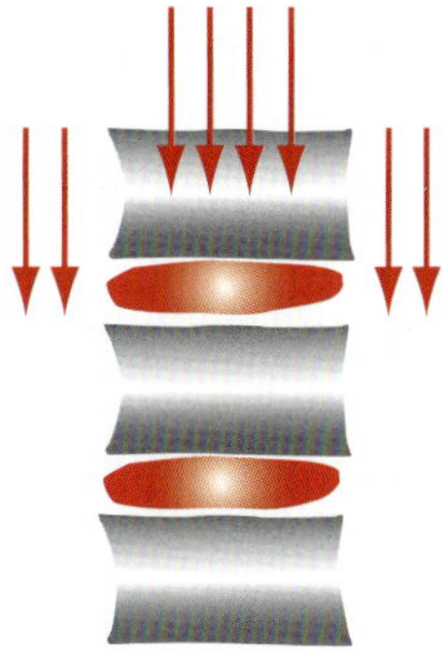

8 Bandscheibe mit erhöhter Belastung

Ahnt man die Gefahr nicht und führt schnelle aufrichtende Bewegungen aus einer vorgebeugten Position her aus, überfordert man diese gereizten Muskeln. Sie reagieren mit einem schnellen, starken Zusammenziehen.

Diese „Verkürzung“, die noch einmal wesentlich vehementer ist, als ohnehin schon, bringt die Situation zum Explodieren. Da jeder Zentimeter des Aufrichtens die Belastung der Bandscheiben drastisch erhöhen würde, sendet der Körper einen so intensiven Alarmschmerz, dass keine weitere Bewegung mehr möglich ist.

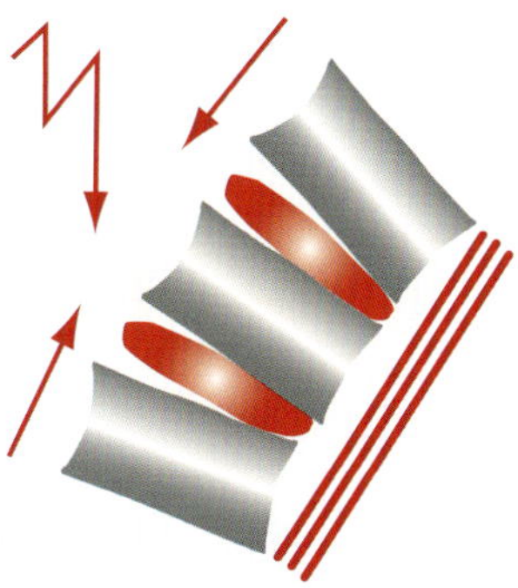

9 Bandscheibe mit zu viel Druck: Körper sendet AlarmSchmerz

Natürlich kann das Aufrichten so schnell erfolgen, dass die Wand der Bandscheibe platzt und der Kern heraustritt, bevor der einschießende Alarmschmerz den Menschen davon abhalten kann. Deshalb kommt es zu dem Missverständnis, dass Ursache des Hexenschusses die geschädigte Bandscheibe sei, die auf eine Nervenwurzel drückt.

Der Alarmschmerz:
Die zweite Stufe des Schmerzgeschehens

Der Alarmschmerz, volkstümlich und auch von Profis mit dem Schädigungsschmerz verwechselt, ist ein Schmerzgeschehen, das vom Zustand der Struktur völlig abgekoppelt ist. Das Zurückziehen einer Hand von der heißen Herdplatte, beispielsweise, hat nichts mit Warnung zu tun, da in diesem Moment die Verbrennung schon in der ersten leichten Intensität passiert ist. Der von uns beschriebene Alarmschmerz aber – die eigentliche Entdeckung von Liebscher & Bracht – hat nichts mit einer Schädigung der Struktur, einer Entzündung oder einer Nervenreizung zu tun. Er wird durch körperinterne Messvorgänge ausgelöst, dann nämlich, wenn das im Körper „eingebaute" AlarmSchmerzsystem warnt. Überall im Körper informieren Messfühler, so genannte Rezeptoren, über Druck und Zugspannungen. Droht eine Belastung die Struktur (Knorpel, Bandscheibe, Sehne, Band oder Ähnliches) zu schädigen, alarmiert der Körper seinen „Besitzer" in der einzigen Sprache, die dieser versteht: Mit einem Alarmschmerz. Dieser Alarmschmerz warnt vor einer Schädigung, damit sie nicht eintritt. Oder, falls sie schon eingetreten ist, davor, dass sie nicht noch schlimmer wird.

Wir wissen inzwischen, dass deutlich über 90 Prozent der heute verbreiteten Schmerzzustände nicht durch Schädigungen, wie Arthrose, Bandscheibenvorfälle, Entzündungen, Nervenreizungen, Verkalkungen, die Psyche oder Fibromyalgie, verursacht werden, sondern in Wirklichkeit Alarmschmerzen sind. Diese Alarmschmerzen werden letztendlich durch den Körper bedrohende, „kranke" Muskelprogramme ausgelöst und sind deshalb überraschend schnell zu beseitigen. Dies geschieht mit verschiedenen Vorgehensweisen. An von Liebscher & Bracht systematisierten Körperregionen, wird auf die verantwortlichen AlarmschmerzRezeptoren Einfluss genommen.

Der Schädigungsschmerz:
Die dritte Stufe des Schmerzgeschehens

Der Schädigungsschmerz entsteht theoretisch dann, wenn eine Struktur so geschädigt oder verändert ist, dass dadurch Schmerzen ausgelöst werden. Das ist die schlechte Nachricht. Die gute Nachricht ist, dass nahezu alle Schmerzen im unteren Bereich des Rückens aber keine Schädigungsschmerzen sind: Weder die Diagnose der diversen vorkommenden Schädigungen der Bandscheibe, noch deren Druck auf Nervenwurzeln, noch die Verengung des Spinalkanals (Spinalkanalstenose), noch Arthrose in den kleinen Wirbelgelenken, noch Wirbelgleiten, noch Lumbago, noch Arthrose im Kreuzbeingelenk (Iliosakralgelenk), noch Skoliose, noch Morbus Bechterew, noch Fibromyalgie.

In aller Deutlichkeit noch einmal: Alle diese Diagnosen haben in den meisten Fällen nichts mit Ihren Schmerzen im unteren Rücken zu tun.

Verstehen Sie Sinnlosigkeit und Schädlichkeit der muskulären Kräftigung bei Schmerzen im Bereich des unteren Rückens

Da die Kräftigung der Muskeln in aller Munde ist und leider immer noch fast überall empfohlen und durchgeführt wird, müssen wir dringend mit diesem Irrtum aufräumen. Bitte blättern Sie einige Seiten zurück und schauen Sie sich noch einmal die Drehmomente an, die auf die Wirbelsäule einwirken.

Stellen wir einige Fragen: Wenn die Rückenstrecker-Muskeln und andere beteiligte Strukturen wie Faszien und Bänder, die verhindern, dass der Rumpf des Menschen in sich nach vorne kippt, ein Leben lang trainieren: wie sollten sie jemals zu schwach werden? Und, wie weiter oben schon beschrieben: Die Rückenstrecker sind so verhärtet in Kraft und Anspannung, da ist nichts zu schwach.

Wenn Kräftigung helfen würde, warum haben wir diese – Millionen von Menschen quälenden – Rückenschmerzen im unteren Bereich noch nicht in den Griff bekommen? Von Jahr zu Jahr leiden immer mehr Menschen.

Das Missverständnis, dass die Kräftigung der Bauch- und Rückenmuskulatur die Wirbelsäule gesund stabilisieren solle, kann man leicht auflösen. Dazu ein Beispiel: Die Vorgehensweise, ein Zelt oder einen Antennenmast mit Spannseilen zu stützen, ist weit verbreitet und macht Sinn.

(s. Bild 10)

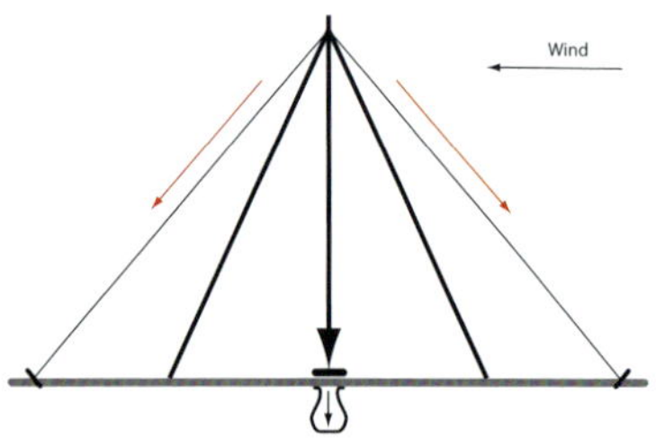

10 *Stabilität wird durch straffe Spannseile erhöht*

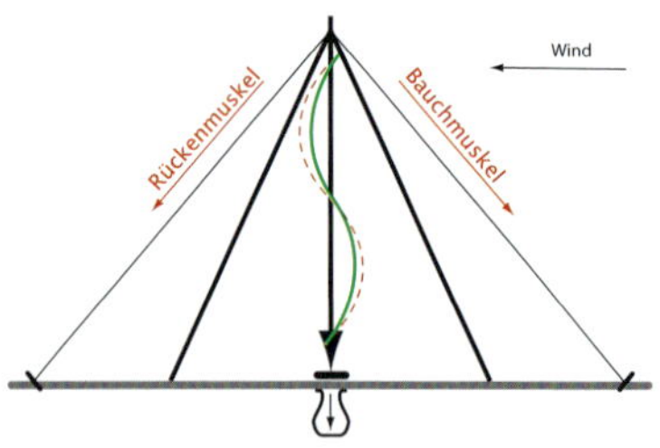

11 *Die Wirbelsäule (grün) leidet und verformt sich immer mehr (rot)*

Je mehr die Seile gespannt werden, desto stabiler stehen Zeltstange oder Antenne. Sie müssen nur stark genug sein, die Spannung in den Boden übertragen zu können, ohne sich zu verbiegen oder zu brechen. Wenn sie nicht stabil genug sind, kann das passieren, was wir auf einem Haus entdeckten und fotografierten.

Hand aufs Herz: Es kann nicht gut für die Wirbelsäule und ihre Bandscheiben sein, ihnen diese Spannungserhöhungen zuzumuten. *(s. Bild 11)*

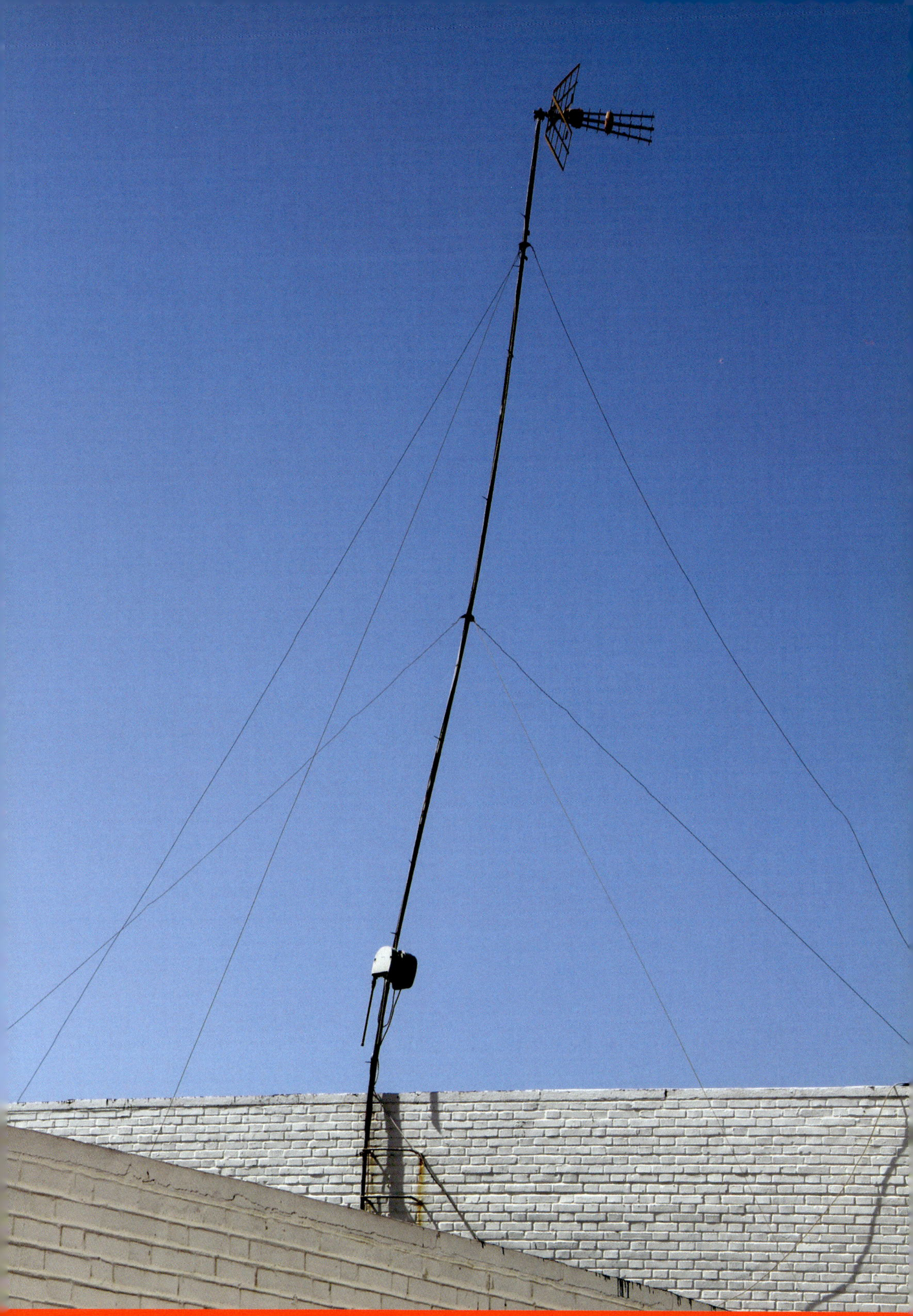

Rückenkräftigung:
Vorsicht Falle!

Ungefähr die Hälfte der Rückenschmerzpatienten, die es mit Kräftigung versuchen, haben vorübergehend eine Besserung. Bei der anderen Hälfte, die solche Programme absolvieren, kommt es direkt zu einer Verschlimmerung. Woran liegt das?
Bei den Patienten, die sich auf der Stufe des Überlastungsschmerzes befinden, kann es durch die Kräftigung passieren, dass die Rückenstrecker durch ihre speziell antrainierte höhere Kraft dem zu hohen Zug nach vorne besser Widerstand entgegen setzen können. Daher tun sie weniger oder erst später weh. Das geht natürlich sehr auf die Bandscheiben, die ja „in der Mitte hängen", und diese höheren Kräfte auffangen müssen. Und, es hält nur vorübergehend. Nämlich so lange, bis der Muskelzug nach vorne wieder weiter zugenommen hat. Irgendwann leidet zusätzlich die Bandscheibe. Vor allem dann, wenn darüber hinaus noch das verbreitete Training der Bauchmuskulatur ins Programm mit aufgenommen wird. Das deswegen, weil viele denken, die Kombination einer starken Rücken- und Bauchmuskulatur würde die Wirbelsäule stützen und die Bandscheiben entlasten. Das Gegenteil jedoch ist der Fall.
Die Patienten, deren Schmerzen mit der Kräftigung zunehmen, befinden sich bereits im Alarmschmerzbereich. Jede Spannungserhöhung, die beim angewendeten herkömmlichen Krafttraining auftritt, führt sogleich zur intensiveren Warnung. Diese Patienten merken erfreulicherweise viel früher, dass das Krafttraining schadet, und sie es lieber lassen sollten.

Nur so kann man Schmerzen im Bereich des unteren Rückens ursächlich beseitigen

Sie haben nun nachvollzogen, wie Schmerzen im unteren Bereich des Rückens entstehen. Aus diesen Zusammenhängen leitet sich fast zwangsläufig die einzige Vorgehensweise ab. Nämlich die, Ihre Schmerzen so ursächlich zu beseitigen, dass Sie auf Dauer davon verschont bleiben.

Die überhöhte Spannung auf der Vorderseite des Körpers muss abgebaut werden. Es ist völlig kontraproduktiv, zu kräftigen. Nicht nur, dass Kräftigung das Problem nicht löst, sie schadet. Daraus leitet sich auch ein Behandlungsgrundsatz unserer Schmerztherapie ab:

„Niemals kräftigen, so lange noch Schmerz vorhanden ist!"

Wie kann man nun die überhöhte Spannung weg bekommen? Es gibt verschiedene Möglichkeiten. Einige können Sie ohne Gefahr in Eigenregie durchführen. Diese finden Sie hier im Buch beschrieben. Wie es geht, erfahren Sie im Kapitel der Schmerzfrei-Packungen, der SchmerzfreiBallmassage und der SchmerzfreiÜbungen.

Andere Möglichkeiten sind spezieller und deswegen natürlich auch schneller und intensiver wirksam. Sie werden von den darin ausgebildeten Profis in der schmerztherapeutischen Behandlung nach Liebscher & Bracht angewendet. Es handelt sich um unser manualtherapeutisches System der SchmerzpunktPressur.

Nachdem die überhöhten Spannungen beseitigt sind, muss dieser Zustand auf Dauer fest installiert werden. Hier sind Sie wieder als Betroffener oder Vorbeugender gefragt. Denn nur Sie können die neuen, gesunden Muskelprogramme in Ihrem Bewegungssystem installieren. Wie das geht, erfahren Sie im Kapitel der Schmerzfrei-Übungen.

Die SchmerzIrrtümer im Bereich des unteren Rückens

Vor einigen Jahrzehnten war die Welt der Schmerztherapie noch klar gegliedert: Weh tut, was kaputt ist. Wenn möglich, wird es „repariert“, wenn nicht, dann entfernt, auf dass es nicht mehr weh tun kann! Zu dieser Zeit waren die Orthopäden die Fachleute für Schmerzen. Vor allem im Bereich der Wirbelsäule entstanden sehr viele Operationstechniken. Technische Hilfsmittel und Ersatzteile wurden entwickelt, mit denen man meinte, den geschädigten Körper reparieren zu können. Chirurgen spezialisierten sich, orthopädische Chirurgen schienen das Optimum an Wissen und Können zu vereinen.

Obwohl der Zusammenhang schon lange gesehen wurde, nämlich, dass Schmerzen im unteren Bereich des Rückens auf irgendeine Art und Weise etwas mit Bewegung zu tun haben könnten, wurde deren Einfluss wenig beachtet. Schmerzen und Schädigungen der Bandscheiben wurden auf Überlastungen zurückgeführt. Die Erbanlagen schienen die einzige Erklärung dafür zu sein, warum die einen sehr massiv mit Rückenproblemen zu tun haben, die anderen weniger. Die Operationstechniken wurden immer ausgefeilter, Ersatzteile immer ausgeklügelter. Aber, die Schmerzen und Schädigungen im unteren Bereich des Rückens nahmen immer weiter zu. Es war keine andere Lösung in Sicht, also machte man einfach so weiter.

Immer öfter beobachtete man, dass es viele Ungereimtheiten gibt. Patienten hatten massive Bandscheibenvorfälle oder andere Schädigungen, wie in SchmerzIrrtum Nr.1 beschrieben, aber keinerlei Schmerzen. Bei sehr vielen Patienten, die schwer litten, fand man aber trotz intensiver Suche keinerlei Schädigung. Mehr und mehr richtete sich der Fokus auf diese Widersprüche, die in der herkömmlichen Schmerztherapie bis heute nicht aufgeklärt werden konnten.

Von jetzt an baute man auf die Anästhesisten. Die „kleine Anästhesie“ in Form von Schmerzmitteln aller Art gab es schon immer. Drogen wie Marihuana, Opium oder Alkohol wurden schon zur Schmerzreduktion verwendet, als die schulmedizinischen Arzneimittel noch in den Anfängen steckten. Die Pharmaindustrie kombinierte Substanzen immer ausgefeilter, um den Schmerz abzuschalten. Die Schädigungstheorie bekam immer mehr Risse; Lösungen mussten herbei. Viele Ärzte und andere Therapeuten begannen, die Psyche als Schmerzursache zu benennen. Das hieß, eine Diagnose zu stellen, die schwer zu widerlegen war. Für die betroffenen Patienten war das schlimm. Denn, da alles in Ordnung und ohne Befund sei, bildeten sie sich den Schmerz nur ein. Und mehr noch: sie sollten einmal darüber nachdenken, zum Psychologen zu gehen.

SchmerzIrrtum Nr. 1

Ein technischer Ersatz für eine Bandscheibe ist eine neue Bandscheibe. Nach diesem Einbau oder einer Operation der geschädigten Bandscheibe ist der Schmerz im unteren Rücken geheilt.

SchmerzAufklärung Nr. 1:
Eine künstliche Bandscheibe ist immer ein Behelf. Sie kann Ihre „Originalbandscheibe" nicht annähernd ersetzen. Nach erfolgtem Einbau oder nach einer Operation Ihrer ursprünglichen Bandscheibe ist lediglich das Symptom, nur die Auswirkung der „kranken" Muskelprogramme, beseitigt. Deswegen kommt es zur Überforderung der künstlichen Bandscheibe oder zum nächsten Bandscheibenvorfall. Bald danach tauchen die Schmerzen logischerweise wieder auf. Übrigens: Der Großteil der Schmerzreduzierung nach Operationen ist unserer Erfahrung nach darauf zurückzuführen, dass in der Narkose die Muskeln so entspannen, dass dieser Effekt eine Weile anhält.

Nr. 2

Eine Schädigung der Bandscheibe (Vorfall, Vorwölbung, Verschiebung), ein Gleitwirbel sowie eine Spinalkanalstenose reizen den Nerv oder dessen Wurzel. Das verursacht Schädigungsschmerzen im unteren Bereich des Rückens.

SchmerzAufklärung Nr. 2:
Wie wir jetzt wissen, führen Schädigungen oder Veränderungen dieser Art in über 90 Prozent der Fälle nicht zu Schmerzen. Sie sind Symptome „kranker" Muskelprogramme. Diese Fehlspannungen verursachen die strukturellen Schäden oder Veränderungen. Es handelt sich um Alarmschmerzen, die vor der Schädigung aber auch noch parallel dazu auftreten, um Verschlimmerungen zu verhindern. Löscht man die „kranken" Muskelprogramme, verschwinden diese Alarmschmerzen, da sie überflüssig werden.

In dieser Zeit entstand auch die Diagnose „Fibromyalgie“, was nichts anderes heißt als „schmerzende Muskelfaser“. Diese Verlegenheitsdiagnose wurde zu einer eigenständigen Krankheit erhoben. Sie besteht darin, Schmerzen zu haben, die nicht zu erklären und laut herkömmlicher Schmerztherapie auch nicht heilbar sind.

Nun hielt das multimodale Modell Einzug, das bis heute verfolgt wird. Ziel dabei ist es, die fehlende Wirksamkeit herkömmlicher Schmerztherapien durch Quantität in der Behandlung zu ersetzen. Schmerzkliniken entstanden. Orthopäden, Chirurgen, Psychologen, Anästhesisten und Physiotherapeuten sollen das Problem nun in gemeinsamer Arbeit lösen. Die Anästhesisten haben die Führung übernommen, da sie die Spezialisten für die Schmerzen sind, bei denen keine körperlichen Ursachen gefunden werden. Die Theorie des Schmerzgedächtnisses entstand. Hiermit ist die Annahme gemeint, dass ein Schmerz, der irgendwann körperlich begründet entstand, sich später verselbstständigt. Er wird aus sich selbst heraus sowohl stärker als auch chronisch. In der Folge leidet der betroffene Patient ohne Grund. Deshalb, so die Theorie, solle durch die Gabe von Drogen (wie Opiaten) möglichst frühzeitig diese drohende Chronifizierung verhindert werden.

Auch die Annahme, dass die Psyche, psychische Traumata und ähnliche Belastungen ohne Umweg ursächlich ohne krankhafte muskuläre Zustände zu Rückenschmerzen führen, können wir nicht bestätigen. Auch hierbei handelt es sich in unseren Augen um eine Verlegenheitsdiagnose.

Es gibt durchaus andere manualtherapeutische Verfahren, die auch Erfolge in der Schmerzbehandlung haben. Jeder kennt beispielsweise den Effekt einer guten Massage. Bei ihr und bei anderen Manualtherapien passieren teilweise unbeabsichtigte Einflussnahmen, die in der Richtung ähnlich wie unsere SchmerzpunktPressur wirken. Oft sind sie leider nur auf Teilbereiche des Körpers bezogen oder nicht entsprechend systematisiert, weil die notwendigen Wirkmechanismen nicht bekannt sind. Die Kombination mit hochwertigen, genau abgestimmten körperlichen Übungen ist äußerst selten. Doch erst die Kombination unserer Therapie mit dem anschließenden körperlichen Übungsprogramm stellt wirklich sicher, dass die Schmerzen dauerhaft fernbleiben. Denn nur durch das selbständige Üben ist es möglich, die notwendige gesunde Programmierung der Muskulatur vorzunehmen und zu erhalten. Daher war es auch so wichtig, parallel zur Schmerztherapie die Bewegungslehre nach Liebscher & Bracht zu entwickeln.

Diese Zusammenhänge gelten nicht nur für Manualtherapien. Auch technische Verfahren wie die Stoßwellentherapie, Magnetresonanzverfahren, Elektrostimulation oder auch Operationen müssten nach der Behandlung die gesunde Programmierung der Muskulatur der Patienten durch „Hausaufgaben“ ebenso anstreben. Leider sind zumeist aber auch hier die Zusammenhänge nicht bekannt.

SchmerzIrrtum Nr. 3

Sensibilitätsstörungen (Ausstrahlungen, Kribbeln, Taubheit, Muskelschwäche) resultieren aus abklemmendem Druck auf Nerv und Nervenwurzel im Bereich der Lendenwirbelsäule, hervorgerufen durch die Schädigungen aus SchmerzIrrtum Nr. 1.

SchmerzAufklärung Nr. 3:
Weit über 90 Prozent dieser Sensibilitätsstörungen werden einzig durch dauerverspannte Muskelbereiche verursacht. Diese drücken die durch sie hindurchführenden Nerven und Gefäße so ab, dass der Durchfluss oder die Informationsübertragung gestört werden. Entspannt man die verantwortlichen Muskelbereiche, verschwinden die Sensibilitätsstörungen oft schon in der ersten Behandlung.

Nr. 5

Schmerzmittel beseitigen Schmerzen ursächlich.

SchmerzAufklärung Nr.5:
Schmerzmittel, egal ob natürlich oder allopathisch, schaffen es zwar oft, Schmerzen zu unterdrücken, sollten aber keinesfalls längerfristig genommen werden. Obwohl es bessere – weil gesündere – Maßnahmen zur Akuthilfe gibt (siehe die SchmerzfreiPackung in Kapitel 5), dürfen sie in Notfällen natürlich genutzt werden. Da sie aber genau den Alarmschmerz unterdrücken, den der Körper ausgibt, um Schädigungen zu verhindern, besteht bei längerfristiger Einnahme die Gefahr, dass exakt diese Schädigungen nun doch passieren. Darüber hinaus beseitigen diese Mittel in keiner Weise die Ursachen, und viele von ihnen enthalten Stoffe, die unserem Organismus auf längere Sicht schaden.

Nr. 4

Arthrose der Knorpel der kleinen Wirbelgelenke und der Abbau der Bandscheibe selbst, führen durch entzündliche Vorgänge zu Arthroseschmerzen.

SchmerzAufklärung Nr. 4:
Degenerative Vorgänge dieser Art können eventuell zu Reparaturprozessen der geschädigten Bereiche führen, deren entzündlicher Charakter aus erhöhten Stoffwechselvorgängen besteht. Bei über 90 Prozent dieser – oft nur angenommenen Ausgangssituation –, handelt es sich aber tatsächlich um Alarmschmerzen, die durch das Löschen der kranken Muskelprogramme rasch zu beseitigen sind. Dies erleben wir seit vielen Jahren sogar in Fällen schwerster Arthrose.

SchmerzIrrtum Nr. 6

Die Ursache der „Schmerzkrankheit" Fibromyalgie ist ungeklärt und sie ist nicht heilbar.

SchmerzAufklärung Nr. 6:
Fibromyalgie wird zumeist diagnostiziert, wenn mehrere Schmerzzustände gleichzeitig auftreten. Diese Schmerzzustände sind aber nach unserer Kenntnis und Erfahrung nichts anderes als eine Anhäufung einzelner Schmerzen, die über muskuläre Maßnahmen sehr wirksam zu beeinflussen sind. Die psychischen Zustände der betroffenen Patienten, die in der herkömmlichen Schmerztherapie als Auslöser beschrieben werden, sind nichts anderes, als die Folgen des massiven Schmerzleidens. Ursache und Wirkung werden verwechselt. Wir haben bei „Fibromyalgiekranken" oft die Erfahrung gemacht, dass zusätzlich zu den „kranken" Muskelprogrammen Stoffwechselstörungen vorliegen. Meist aufgrund nicht gut zusammengesetzter Ernährung, durch Umwelteinflüsse und psychische Belastungen.

Nr. 8

Die psychische Last drückt so auf den Rücken, dass dieser schmerzt. Nur die Auflösung dieser psychischen Last führt zur Schmerzbefreiung.

SchmerzAufklärung Nr. 8:
Natürlich spielt die Psyche eine Rolle bei Schmerzen und psychische Traumata erst recht. Aber ganz anders, als die Psychologen und Psychotherapeuten ihre Rolle in der Schmerztherapie vermuten: Aktuell seelisch nicht zu verarbeitende Erlebnisse oder Situationen „schiebt" die Psyche in Form von Spannungszuständen in bestimmte Muskelbereiche, um sie später abzubauen. Das hat die Evolution oder Gott so eingerichtet, damit wir nicht auf äußere Hilfe angewiesen sind. Bedient sich ein Mensch zu 100 Prozent seiner Bewegungsmöglichkeiten, kommt er automatisch und regelmäßig an die verspannten Muskelbereiche und dehnt sie auf. Dabei werden so viele der abgespeicherten Negativemotionen frei, wie der Betroffene fähig ist zu verarbeiten. Die Psychotherapie ist sozusagen im „System Mensch" vorinstalliert. Im heute üblichen, extrem eingeschränkten Bewegungsspektrum aber kommen viele Winkel und Positionen nicht mehr vor; die Spannungen können körperlich nicht automatisch abgebaut werden. Dies führt zum bekannten „Muskelpanzer" nach Wilhelm Reich. Durch unsere manualtherapeutischen Maßnahmen sind wir in der Lage, diese abgespeicherten Negativemotionen zu „befreien". Dann sind sie in der Muskulatur gelöscht und können von der Psyche „verdaut" werden. In besonders schweren Fällen kann bei diesem Prozess eine Therapie helfen. Dies funktioniert so gut, dass inzwischen viele Psychologen und Psychiater unsere Ausbildung absolvieren, um mit ihren Patienten effizienter psychologisch arbeiten zu können.

Nr. 7

Ein Schmerzgedächtnis, das zur Chronifizierung früherer Schmerzzustände führt, ist für so genannte chronische Schmerzen verantwortlich.

SchmerzAufklärung Nr.7:
Chronische Schmerzen, im Sinne von Schmerzen, die keine Funktion haben, existieren nicht. Davon geht die herkömmliche Schmerztherapie nur aus, da ihr die wirkliche Ursache unbekannt ist. Chronische Schmerzen lassen sich genauso wirksam über die Löschung der kranken Muskelprogramme therapieren wie andere Schmerzzustände auch. Unter dieser Prämisse ist es unnötig, Opiate, andere Drogen, sowie starke Arzneimittel einzusetzen.

Nr. 9

Ein guter Schmerztherapeut behandelt den Patienten so oft wie nötig, dann ist der Schmerz auf Dauer geheilt.

SchmerzAufklärung Nr. 9:
Ein guter Schmerztherapeut sollte in der Lage sein, deutlich über 90 Prozent der heute verbreiteten Schmerzzustände in 1 bis 3 Behandlungen auf einen Restwert von 0 (schmerzfrei) bis 30 Prozent zu reduzieren.
Das ist das, was wir mit unserer LnB Schmerztherapie erreichen können. Dieser Effekt kann ohne weitere Behandlung durchaus einige Wochen, ja sogar Monate anhalten. Da letztendlich aber die Lebensführung, beziehungsweise der Bewegungsalltag, Ursache der Schmerzen im unteren Bereich des Rückens sind, wird die ursprüngliche Situation, die den Alarmschmerz zuvor auslöste, wieder eintreten. Nur wenn der Mangel an Bewegungsvielfalt regelmäßig auf richtige Weise ausgeglichen wird, ist dauerhafte Schmerzfreiheit zu erreichen. Der Patient kann sich also langfristig nur selbst von seinem Schmerz heilen.

Auch in der Physiotherapie ist es nicht anders. Es gibt durchaus gute Ansätze zur Mobilisierung von Gelenken, wenn auch die Kräftigung häufig eine recht große Rolle spielt. Jedoch machen viele der Patienten ihre Übungen zu Hause nicht. Das kann man darauf zurückzuführen, dass die anatomischen Notwendigkeiten und Zusammenhänge oft – auch aus Zeitmangel – nicht deutlich genug gemacht werden können. Hinzu kommt, dass Ärzten, im Vergleich zu Physiotherapeuten, oftmals die praktischen Erfahrungen in der Wirksamkeit von Muskel- und Bewegungstechnik fehlen. So kann es sein, dass dem Arzt wirksame Übungstechniken nicht geläufig sind und er weniger sinnvolle verordnet. Dem Physiotherapeuten sind dann oftmals „die Hände gebunden".

Die immer bekannter werdenden energetischen Therapien spielen in der Schmerztherapie selbstverständlich ebenfalls eine Rolle. Egal, ob Homöopathie, Akupunktur, Bachblüten oder die Bioresonanz – um nur einige zu nennen –, sie alle haben Auswirkungen auf die muskulären Spannungszustände und können Schmerzen deswegen mehr oder weniger gut beeinflussen. Die Schmerzursachen, werden aber dadurch nicht beseitigt, da der Bewegungsaspekt über die Muskulatur nicht berücksichtigt wird.

Zu guter Letzt müssen wir uns eines ganz allgemeinen Zusammenhanges sehr bewusst werden, wenn wir alles über Schmerzen verstehen wollen: Da Schmerzen so gut wie immer etwas mit dem Zustand unserer Muskulatur zu tun haben, beeinflussen natürlich alle Zustandsänderungen der Muskulatur unseren Schmerzzustand. Dabei ist es völlig gleichgültig, ob dies beabsichtigt ist oder nicht.

Was man gleichzeitig wissen muss ist, dass es so gut wie nichts in unserem Leben gibt, was sich nicht auf unsere Muskulatur, genauer auf ihren Spannungszustand, auswirkt. Schlechte Laune, Stress, Ärger, ein kalter Luftzug, Elektrosmog von der Festplatte des Computers oder dem Handy, Fön aus den Alpen, der sich ankündigende grippale Infekt, Alkohol, Phosphate in der Rindswurst - Dinge wie diese erhöhen die Spannung der Muskulatur. Übrigens auch die der Gefäße und der inneren Organe.

Gute Laune, Freude, Glück, Hoffnung, die Genesung nach der Erkältung, die Ruhe im Wald, das gemütliche Gespräch auf der Terrasse in der wärmenden Sonne oder ein wohlschmeckender Apfel entspannen dagegen unsere Muskeln.

Wer diese Zusammenhänge nicht kennt, sieht sich mit einem undurchdringlichen Durcheinander von unterschiedlichsten Schmerzreaktionen konfrontiert und ist nicht in der Lage, systematisch zu therapieren und Schmerzursachen zu erkennen.

Nr. 10

Ein starker Rücken kennt keinen Schmerz. Rückenschmerzen resultieren aus zu schwachen Rückenmuskeln, die gekräftigt werden müssen, damit der Schmerz verschwindet.

SchmerzAufklärung Nr. 10:
Ein Rücken, der schmerzt, benötigt dringend eine Flexibilisierung und Verlängerung der Muskeln und des Bindegewebes an der Vorderseite des Körpers. Notwendig ist also nicht die Erhöhung der rückwärtigen Kraft, sondern die Verminderung der Kraft, die nach vorne wirkt.

SchmerzIrrtum Nr. 11

Homöopathische Globuli oder Akupunkturnadeln sind dazu in der Lage, Menschen von Schmerzzuständen ursächlich und dauerhaft zu befreien.

Schmerzaufklärung Nr. 11:
Kein energetisches oder Informationen übertragendes Therapiesystem kann das ursächlich und auf Dauer, da die im Alltag antrainierten „kranken" Muskelprogramme und Bindegewebsverkürzungen nur über aktiv angesteuerte Bewegungsübungen bleibend geändert werden. An unseren Ausbildungen teilnehmende Homöopathen und Akupunkteure berichten sogar, dass die Wirksamkeit dieser Therapien in den letzten 20 Jahren deutlich abgenommen hat; vor allem bei älteren Menschen. Dies ist ebenfalls muskulär erklärbar, denn verspannte Muskulatur und verhärtetes Bindegewebe stauen die Energieflüsse im Menschen. Je älter die Menschen sind, desto mehr energetische Blockaden sind vorhanden. Deswegen schlägt die Homöopathie und Akupunktur auch bei Kindern noch besser an. Interessanterweise berichten dieselben Therapeuten, dass ihre Patienten nach der SchmerzpunktPressur und den SchmerzfreiÜbungen zunehmend wieder besser auf die Globuli und Nadeln reagieren.

Nr. 12

Ernährung und Umweltfaktoren haben mit Schmerzzuständen nichts zu tun.

Schmerzaufklärung Nr. 12:
Ebenso wie die Psyche, gehören die Ernährung und der Einfluss der Umwelt untrennbar zur Beurteilung jedes Schmerzgeschehens. In unserer Schmerztherapie nennen wir das die drei indirekten Faktoren. Sie lösen Schmerzen zwar nicht direkt ursächlich aus, können aber gut dazu beitragen, massivere Schmerzzustände wie Fibromyalgie, Morbus Bechterew, Zustände bei Multipler Sklerose oder auch Tumorschmerzen positiv zu beeinflussen.

Die Lösung für Ihre Schmerzen im Bereich des unteren Rückens:

Bekommen Sie den Überblick!

Mit der Schmerztherapie nach Liebscher & Bracht stehen Ihnen verschiedene Werkzeuge zur Verfügung, die eine bisher unerreichte Wirksamkeit in der dauerhaften Beseitigung Ihrer Schmerzen im Bereich des unteren Rückens entfalten können.

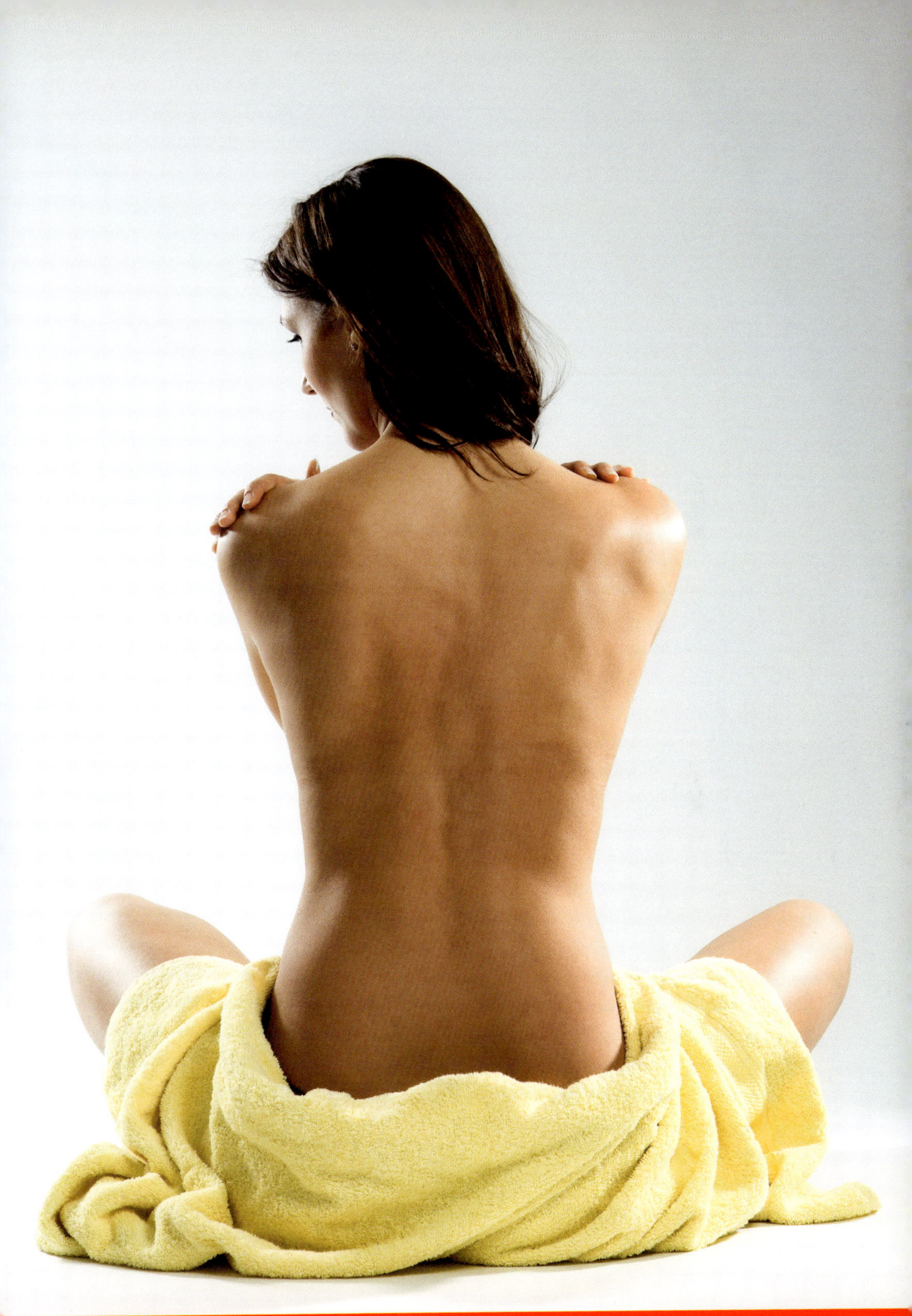

Entspannen Sie gezielt die für Ihre Schmerzen verantwortliche Muskulatur

Die Hexe hat Ihnen in den Rücken geschossen. Die Schmerzen im Bereich des unteren Rückens, die Sie schon seit Jahren kennen, sind wieder so schlimm geworden, dass Sie sich kaum bewegen können. Sie hatten sich gebückt und bei einer bestimmten Bewegung ist es Ihnen wieder in den Rücken gefahren.

Sie haben keine Zeit, einen Therapeuten aufzusuchen. Sie sind im Urlaub und wissen nicht wohin. Sie haben keine Energie und keine Lust, sich selbst mit der SchmerzfreiBallmassage zu behandeln und schon gar nicht irgendwelche anstrengenden SchmerzfreiÜbungen zu machen.

Genau das ist die Gelegenheit, die Akutmaßnahme der SchmerzfreiPackung anzuwenden. Die wärmende Packung entspannt Sie genau da, wo Ihr gequälter Bereich des unteren Rückens es dringend nötig hat. Genießen Sie die Entspannung und das sich mit ihr einstellende bessere Befinden.

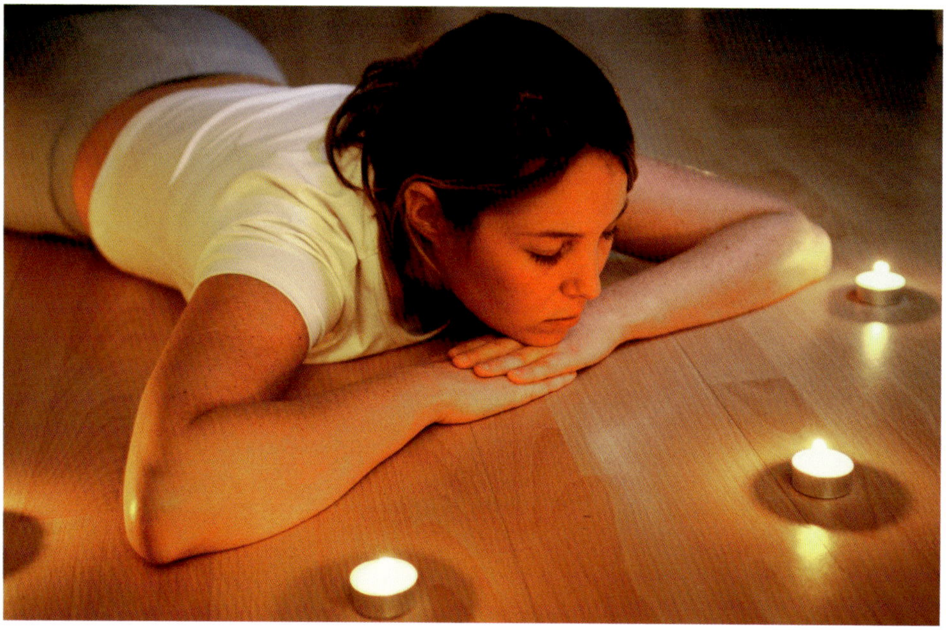

Löschen Sie die für Ihre Schmerzen verantwortlichen kranken Muskelprogramme

Mit der SchmerzfreiBallmassage steht Ihnen ein wirksames Instrument zur Verfügung, die Schmerzen im Bereich Ihres unteren Rückens gezielt zu lindern. Vier SchmerzfreiZonen werden für die Eigenbehandlung beschrieben. Bitte beachten Sie, dass es vorteilhaft sein kann, sich zunächst die professionelle Einschätzung eines Schmerztherapeuten nach Liebscher & Bracht zu holen. Wenn er Ihnen bewiesen hat, dass Ihr persönlicher Schmerzzustand zu den weit über 90 Prozent gehört, die durch muskuläre Maßnahmen wirkungsvoll beeinflusst werden können, können Sie „entspannter" mit Ihren Schmerzen umgehen.

Falls Sie einen unserer Schmerztherapeuten aufsuchen, so wird er bei Ihnen die SchmerzpunktPressur einsetzen. Das ist die Profivariante der in diesem Buch beschriebenen SchmerzfreiBallmassage. Die SchmerzpunktPressur darf nur von ausgebildeten Therapeuten angewendet werden, da Verletzungsgefahr durch die ungewollte Beeinflussung von Nerven, Gefäßen und verletzlichen Körperstrukturen besteht.

Installieren Sie die gesunden Muskelprogramme, die Ihre Schmerzfreiheit herbeiführen

Diese Aufgabe übernehmen die in diesem Buch beschriebenen fünf SchmerzfreiÜbungen. Dadurch, dass Sie diese Dehnungen selbst ansteuern, gewöhnen Sie Ihre Muskeln wieder an gesundes Funktionieren. Speziell für dieses SelbsthilfeProgramm wurden zu den jeweiligen Übungen verschiedene Varianten entwickelt, die es Ihnen – je nach körperlichem Zustand – ermöglichen, die angestrebten Effekte zu erreichen.

Sollten Sie einen unserer Schmerztherapeuten aufsuchen, so werden Sie – je nach Zustand – eventuell Dehnungen aus dem speziellen Programm der therapeutischen EngpassDehnungen bekommen. Diese EngpassDehnungen, die aus sechs aufeinander folgenden Schritten bestehen, müssen unter professioneller Anleitung erlernt werden. Sie bilden sozusagen die Fortsetzung der in diesem Buch vermittelten SchmerzfreiÜbungen, werden aber nur in einer Variante unterrichtet, so dass der behandelnde Therapeut individuelle Anpassungen vornehmen kann.

Optimale Ergänzung ist die Bewegungslehre nach Liebscher & Bracht, weil Ihr Körper damit 100 Prozent der Bewegungsreize bekommt, an die das System Mensch genetisch angepasst ist. Dieser Unterricht sollte aber erst besucht werden, wenn die Schmerzen beseitigt sind.

Die inneren, indirekt wirkenden Schmerzverstärker

Sie können durch die SchmerzfreiPackung, die SchmerzfreiBallmassage und die SchmerzfreiÜbungen direkten Einfluss auf die Spannung der Muskulatur nehmen. Zusätzlich sollten Sie aber auch die indirekten Einflüsse beachten, die eine immer größere Auswirkung auf die Anspannung des ganzen Menschen haben.

Unser Körper reagiert auf alles, was ihm aus der Entstehungsgeschichte fremd ist: unsere heutige Ernährung, Stress, Umweltbelastungen. Was der Körper nicht kennt, was in ihm nicht angelegt ist, empfindet er als bedrohlich. Die Folge sind spontane Abwehrreaktionen: Der Herzschlag erhöht sich, weiße Blutkörperchen – die Körperpolizei – schwärmen aus, die Körperspannung steigt. Der Mensch geht innerlich – ohne es zu wissen – in Verteidigungsbereitschaft. Der Körper macht sich quasi bereit zu kämpfen oder zu flüchten, auch wenn wir selbst davon kaum etwas bemerken. Das versetzt die Muskulatur und, wie man inzwischen weiß, auch bestimmte Bindegewebsanteile, in höhere Anspannung. AlarmSchmerz wird ausgelöst oder nimmt zu.

Bei diesen Vorgängen verändert sich unsere gesamte Biochemie. Entzündungsvorgänge entstehen, sogenannte freie Radikale nehmen überhand, viel mehr Mikronährstoffe (Vitamine, Mineralien und Spurenelemente) als im Normalzustand werden rasant verbraucht. Diese Abläufe münden in einer zunehmenden Übersäuerung der Organe und der körperlichen Strukturen, auch des Bindegewebes. Dieses reagiert gar nicht gut auf diese Prozesse. Es verliert seine Flexibilität, wird zunehmend brüchig und zäh. Da die Muskulatur und die umgebenden Strukturen aus diesem Bindegewebe bestehen, werden die Bewegungen immer schwergängiger. Auch das wirkt schmerzverstärkend. Zusätzlich erhöht sich die Verletzungsgefahr bei plötzlichen Bewegungen erheblich.

Mit dem Schaubild „Schmerzsee“ kann man die Zusammenhänge zwischen den muskelspezifischen Einflussgrößen und den indirekt wirkenden Schmerzverstärkern sehr gut veranschaulichen. *(s. Bild 12)*

Die im Wasser schwebenden „Gelenkkugeln“ stehen für den Spannungszustand, dem ein Gelenk – in unserem Fall die einzelnen kleinen Gelenke der Wirbelsäule und das Kreuzbein-Darmbein-Gelenk – ausgesetzt ist. Ein von optimalen physiologischen Arbeitsspannungen umgebenes Gelenk befände sich am Grund des Sees. Es wäre im von uns so genannten „Muskeldynamischen Gleichgewicht“. Je mehr ein Gelenk von „kranken“ Muskeln (Muskeln mit partiell überhöhter Spannung) umgeben ist, desto höher schwebt es im Schmerzsee.

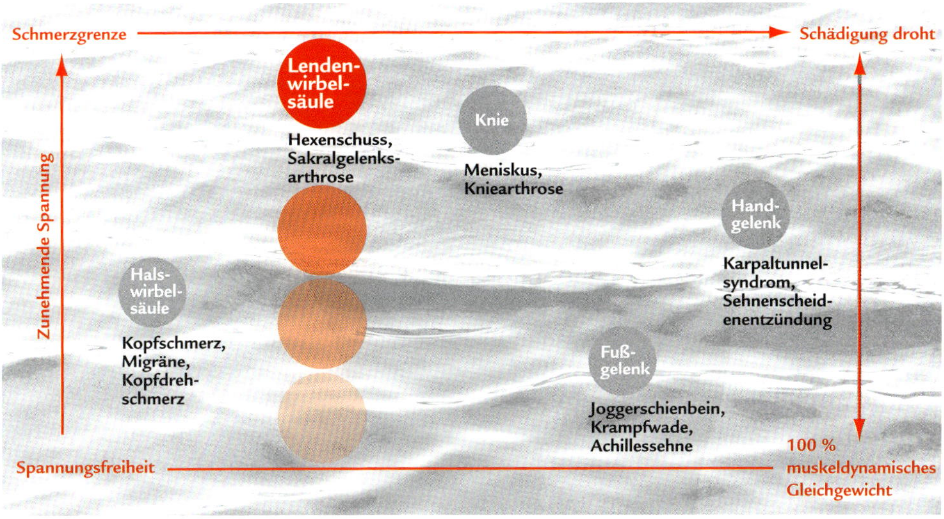

***12** Der Schmerzsee: Die Gelenkkugel Lendenwirbelsäule, die bei den meisten Menschen kurz vor der Schmerzgrenze schwebt (vollrot), wird durch unsere Schmerztherapie weitestmöglich nach unten abgesenkt (blassrot).*

Es wird zu diesem Zeitpunkt aber kein AlarmSchmerz geschaltet, lediglich die Spannung nimmt zu. Dieser Prozess vollzieht sich meist unbemerkt, denn die Betroffenen gewöhnen sich daran, dass die „Handbremse" ihrer Bewegung Millimeter für Millimeter stärker angezogen wird. Bis zu einer bestimmten Grenze toleriert das unser Körper. Irgendwann aber, wie bei der Entstehung der Schmerzen im Bereich der unteren Wirbelsäule beschrieben, ist die Schädigungsgefahr so groß, dass der Körper den AlarmSchmerz projiziert, um die Struktur zu schützen. In unserem Schaubild ist das der Moment, in dem die Gelenkkugel die Wasseroberfläche, die Schmerzgrenze, erreicht.

Die muskulären Maßnahmen für die Schmerzbeseitigung (SchmerzfreiPackung, SchmerzfreiBallmassage, SchmerzfreiÜbungen) wirken – bezogen auf unsere Abbildung – direkt auf die Absenkung der Kugel für die Schmerzen im Bereich der unteren Wirbelsäule. Die in diesem Kapitel beschriebene gesunde Nutzung der indirekten Faktoren dagegen, bewegen alle Gelenkkugeln im Schmerzsee in Richtung des Grundes, d.h. in Richtung Schmerzfreiheit.

Die Aufgabe besteht also darin, durch alle zur Verfügung stehenden Maßnahmen die Kugel für den Bereich des unteren Rückens so weit wie möglich nach unten abzusenken. Je tiefer sie im See schwebt, desto weniger können schmerzverstärkende Einflüsse wie Stress, Übersäuerung, Umweltbelastung oder muskuläre Überforderung dazu führen, dass der Körper AlarmSchmerzen auslösen muss.

Reduzieren Sie Ihre Gesamtkörperspannung

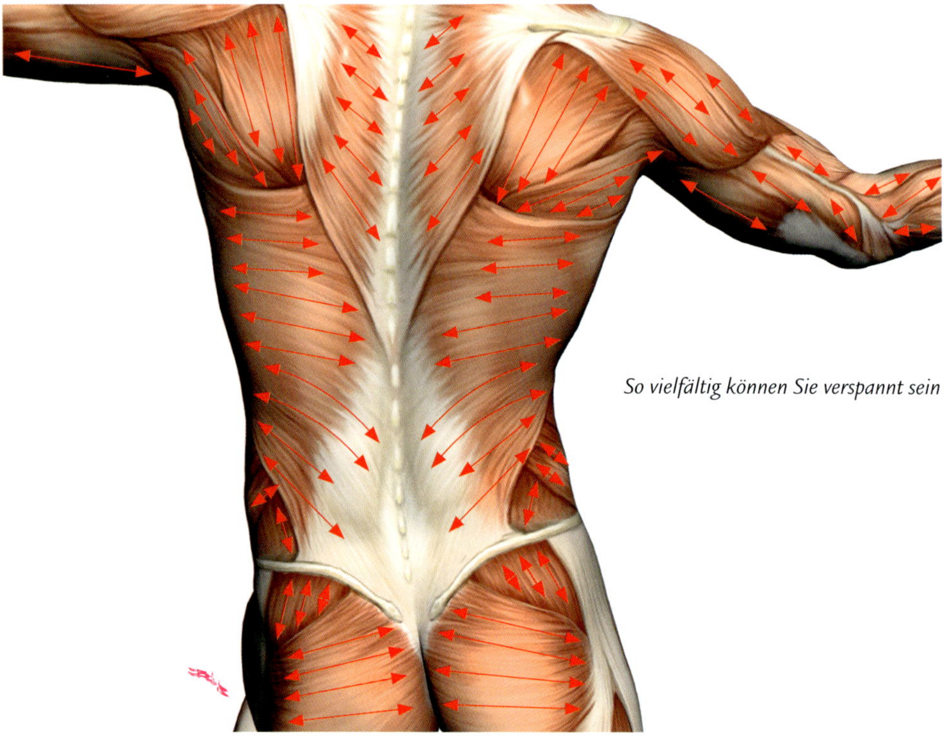

So vielfältig können Sie verspannt sein

Die eben beschriebenen Vorgänge müssen „umgedreht" werden. Dazu nutzen wir drei in unserer Schmerztherapie so genannte „indirekte Faktoren". Diese drei Faktoren sind die Ernährung, die Einflüsse der Umwelt (beziehungsweise Ihres direkten Umfeldes) und die Psyche. Das Interessante daran: Diese drei Faktoren haben weit über die Schmerzreduzierung hinaus enorme Auswirkungen auf den gesamten Menschen. Sie alle wirken sich gesundheitssteigernd aus. Dies passiert quasi nebenbei als positiver zusätzlicher Effekt.

Diese drei Faktoren haben enorme – die allgemeine Gesundheit steigernde – Auswirkungen

Besonders bei chronischen Schmerzen im unteren Bereich des Rückens, Fibromyalgie, Morbus Bechterew und den entzündlichen, rheumatischen Erkrankungen, sollten Sie die indirekten Einflussgrößen unbedingt nutzen.

SchmerzfreiLebensart im Bereich der Ernährung:

Größter Gefährdungsfaktor für Ihren Schmerzzustand:
Ein Übermaß an Fleisch, Fisch, Tiermilchprodukten sowie Wurstwaren

- Belassen Sie die Nahrungsmittel so natürlich wie möglich.

- Essen Sie täglich große Portionen Obst, Gemüse und Salat. Verfeinern Sie Ihre Speisen mit Sprossen und Nüssen.

- Einmal wöchentlich Fisch und Fleisch, wie zu Großmutters Zeiten, ist ausgewogen und optimal.

- Gönnen Sie sich – wenn es irgend geht – kontrolliert biologisches Essen. So können Sie die Aufnahme von Pestiziden, genveränderten Produkten, bestrahlten Nahrungsmitteln, Arzneimittelrückständen und allen möglichen Zusatzstoffen vermeiden.

- „Essen" Sie Wasser in Form von Obst. So versorgen Sie sich gleichzeitig mit lebensnotwendigen Vitaminen und Mineralien.

- Reduzieren Sie den Konsum von Milchprodukten. Bis vor über 100 Jahren wurde bei uns so gut wie keine Tiermilch getrunken und nur wenig Käse verzehrt. Die Milch war hauptsächlich Butterlieferant.

- Achten Sie auf hochwertige Öle, wie kaltgepresstes Leinöl, Weizenkeimöl, Walnussöl, Rapsöl, Hanföl sowie Olivenöl.

- Essen Sie abends so früh wie möglich. Nachts ist die Zeit der Reparatur für den gesamten Organismus. Die Schlafqualität ist Grundvoraussetzung, damit der Körper alle Stoffwechselarbeiten und notwendigen Reparaturen erledigen kann. Das bezieht sich auch auf unser Bewegungssystem, das sich während der Schlafphase völlig entspannen sollte.

Warum führen bestimmte Ernährungsweisen, die Psyche beeinflussende Umstände oder Stoffe aus unserem direkten Umfeld zu erhöhten Spannungszuständen der Muskulatur und damit zu Schmerzen?

Der Mensch hat sich in Jahrmillionen in einer bestimmten Umwelt entwickelt. Und auch wenn er von Gott erschaffen wurde: Er ist „konstruiert", für eine bestimmte Art zu leben. Genetisch ist er an eine natürliche Ernährungsweise, bestimmte mentale Beanspruchungen und an ein Leben in der Natur angepasst.

Diese Lebensumstände, für die wir ursprünglich optimiert sind, sind den meisten heutzutage völlig fremd. Natürlich haben wir uns in den letzten Jahrtausenden an bestimmte Beanspruchungen mehr oder weniger angepasst. Aber sicherlich konnten wir das nicht in den letzten 100 Jahren. In diesem Zeitraum hat sich aber unsere Ernährung, die Art der mentalen Beanspruchungen, die Belastungen, die über die Umwelt auf uns einwirken, so gravierend verändert, dass der menschliche Organismus keine Chance hatte, mitzuhalten.

Vieles, was neu ist, für den Menschen seit 100 Jahren, bedroht uns, ohne dass wir es wissen: Fertig- und Konservennahrung, gentechnisch manipulierte und bestrahlte Lebensmittel, Mikrowelle, Dauerstress am Schreibtisch, Aufzüge, Rolltreppen, Mobilfunk, Computer, kabelloses Internet, sonstiger Elektrosmog aller Art, Lebensmittelzusatzstoffe, Konservierungsstoffe, Tiermilchprodukte in großer Menge, Pflanzenschutzmittel, Düngemittel, Chemie in Möbeln, Teppichen, Kleidung und Kosmetika sowie Nanotechnologie. Die Aufzählung ließ sich beliebig fortsetzen.

Je nach Ihren Erbanlagen, reagieren Sie kaum, deutlich oder sogar heftig auf diese „neuen" Stoffe und Umgebungen.

Fühlen Sie in sich hinein. Spüren Sie wie diese Einflüsse auf Sie wirken. Es ist mittlerweile gut beobachtet, dass Patienten feststellen, dass ihre Schmerzen größer werden, wenn sie dieses oder jenes gegessen haben. Unter diesem Aspekt kann eine Überempfindlichkeit für die Betreffenden sogar von Vorteil sein, da sie schneller merken, was ihnen nicht gut tut. Über individuelle Empfindlichkeiten hinaus gibt es aber Empfehlungen, die für nahezu alle Menschen gelten. Diese Empfehlungen haben wir für Sie unter dem Begriff der Schmerzfrei-Lebensart gesammelt und in die drei beschriebenen Bereiche untergliedert.

SchmerzfreiLebensart im Bereich des Umfeldes:

Größter Gefährdungsfaktor für Ihren Schmerzzustand: Die uns überall umgebenden elektrischen Spannungsfelder, besonders gefährlich am Schlafplatz.

- Beseitigen Sie jeglichen Elektrosmog in ihrem Schlafzimmer. Am besten Sie machen vor dem Schlafengehen die Sicherungen aus oder lassen sich einen Netzfreischalter einbauen. Die Abwehrfähigkeit des Menschen gegenüber Störeinflüssen sinkt im Schlaf um 90 Prozent!

- Bevorzugen Sie wann immer möglich das Telefonat über das Festnetz. Gesundheitliche Schäden im Zusammenhang mit häufigen Handytelefonaten sind schon lange nicht mehr auszuschließen. Im Gegenteil mehren sich die kritischen Stimmen. Wenn Sie mit einem Handy telefonieren, dann möglichst nur über die Freisprechanlage mit einem Gerät, das einen möglichst geringen SAR-Wert (Messeinheit für die Auswirkung der Sendeleistung auf unseren Körper) hat.

- Achten Sie beim Kauf von Möbeln, Teppichen, Gardinen, Matratzen, Kleidung, Kosmetika auf möglichst schadstoffarme Herstellung.

SchmerzfreiLebensart im Bereich der Psyche:

Der größte Gefährdungsfaktor für Ihren Schmerzzustand ist der wachsende Dauerstress, vor allem wenn er nicht über körperliche Betätigung abgebaut wird.

- Stellen Sie sich die Frage: Bin ich glücklich mit den Menschen, mit denen ich lebe? Wenn kein klares „Ja“ die Antwort ist, suchen sie Strategien und Möglichkeiten, dies zu ändern.

- Stellen Sie sich die Frage: Bin ich glücklich, wo ich lebe? Wenn kein klares „Ja“ die Antwort ist, suchen sie Strategien und Möglichkeiten, dies zu ändern.

- Stellen Sie sich die Frage: Bin ich glücklich mit dem, was ich tue? Wenn kein klares „Ja“ die Antwort ist, suchen sie Strategien und Möglichkeiten, dies zu ändern.

Soforthilfe im Akutfall: Ihre SchmerzfreiPackung

Unsere SchmerzfreiPackungen können Ihre Schmerzen im Akutfall ohne jede Nebenwirkung senken

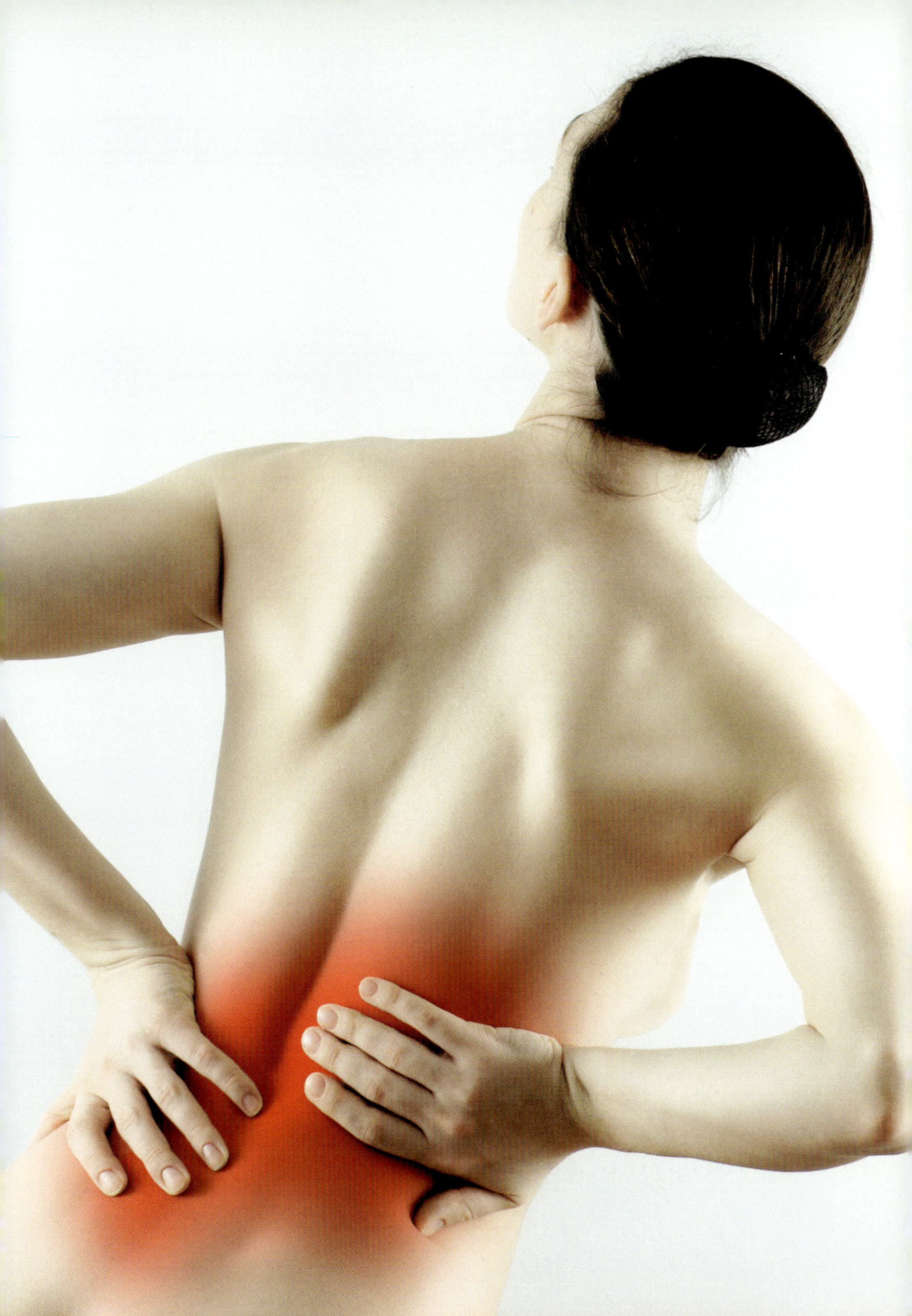

So wirkt die SchmerzfreiPackung

Die SchmerzfreiPackung ist eine spezielle Weiterentwicklung, der in der Naturheilkunde benutzten Wickel und Umschläge. Durch die sanft aufgebrachte, wohltuende Wärme steigt die Temperatur an genau den Körperstellen, an denen die Muskeln verlaufen, deren Spannungszustand für die Schaltung des AlarmSchmerzes verantwortlich ist. Durch die höhere Temperatur sinkt die muskuläre Spannung, die Durchblutung wird erhöht und damit auch der Stoffwechsel in dieser Region. Gift- und Abfallstoffe können besser abtransportiert und ausgeschieden werden. Durch das notwendige geruhsame Liegen während der Einwirkungszeit der SchmerzfreiPackung stellt sich auch mentale Entspannung ein. Die speziellen ätherischen Öle unterstützen diesen Prozess. Mit dem Nachlassen der Gesamtkörperspannung und der für die Schmerzen im Bereich des unteren Rückens verantwortlichen Spannung sinkt auch der AlarmSchmerz.

Bitte beachten Sie, dass die SchmerzfreiPackung lediglich als Akutmaßnahme gedacht ist. Also für Situationen, in denen es weder möglich ist, die SchmerzfreiBallmassage anzuwenden, die SchmerzfreiÜbungen auszuführen, einen Schmerztherapeuten nach Liebscher & Bracht oder einen anderen Therapeuten aufzusuchen und Sie keine Schmerzmittel einnehmen möchten. Sie sollten die SchmerzfreiPackung nur so lange anwenden, bis Sie die SchmerzfreiBallmassage, oder noch besser die SchmerzfreiÜbungen, anwenden können. Nur letztere verändern wirklich dauerhaft Ihren Zustand (wenn er zu den über 90 Prozent der muskulär beeinflussbaren gehört) und lassen Ihre muskulären Programme vollends gesunden.

Nach der Anwendung sind Sie meist sehr entspannt, angenehm müde und können sehr gut schlafen.

Zunächst sorgen Sie für eine Umgebung, die Ihnen behagt und in der Sie die nötige Ruhe finden können. Geeignet sind Ihr Bett, eine gemütliche Couch oder ein anderes Liegemöbel. Die Fenster im Raum sollten geschlossen sein, auch sonstiger Durchzug ist zu vermeiden. Die Temperatur im Zimmer sollte 22° bis 24°C betragen, also höher sein, als die normale Wohntemperatur. Prinzipiell kann die SchmerzfreiPackung zu jeder Zeit angewendet werden. Die günstigste Zeit ist aber am Abend vor dem Schlafengehen. Nach der Anwendung sind Sie meist sehr entspannt, angenehm müde und können sehr gut schlafen. Dies ist ja gerade bei Schmerzleidenden sehr wichtig, die oft halbe Nächte kein Auge zu bekommen.

Das ist bei der Anwendung der SchmerzfreiPackung zu beachten!

Wenn Sie es einrichten können, dann sollten Sie die SchmerzfreiPackung einerseits nicht bei leerem Magen auflegen, unmittelbar vorher aber auch nicht essen. Auch Kaffee, Alkohol oder Rauchen würden die wohltuende Wirkung einschränken. Sie können die SchmerzfreiPackung so oft anwenden, wie Sie möchten und das Gefühl haben, sie könnte ihnen helfen und gut tun. Sobald Sie aber merken, dass dies nicht der Fall ist, dass die Schmerzen sich während der Packung oder hinterher verstärken, wenn Sie sich nicht wohl dabei fühlen, brechen Sie sofort ab. Bitte unterlassen Sie auch einen längeren, wiederholten Gebrauch. Die SchmerzfreiPackung soll Ihnen helfen, einen Akutfall ohne Schmerzmittel zu überstehen, wenn Sie keinen Arzt oder Therapeuten aufsuchen können. Die Packung beseitigt aber nicht die Ursache, die dringend abzuklären ist.

Sie dürfen Wärme nicht einsetzen, wenn Sie sich verletzt, gestoßen, gezerrt oder geprellt haben. In diesen Fällen kühlen Sie bitte so schnell wie möglich. Dadurch können Sie dazu beitragen, dass innere Ausblutungen möglichst klein bleiben und die Schwellungen nicht so groß werden. Lassen Sie die Verletzung gegebenenfalls bitte auch von Ihrem Arzt abklären.

Bitte beachten Sie weiterhin:
Prinzipiell dürfen wärmestauende und heiße SchmerzfreiPackungen niemals bei akuten Entzündungen angewendet werden! Wie erkennen Sie eine „echte" Entzündung? Drei Eigenschaften weisen darauf hin: Eine „echte" Entzündung ist heiß, rot und geschwollen. Oft pocht sie auch und ist schon bei leichten Berührungen über die Haut sehr druckempfindlich.

Oft ist es aber so, dass Schmerzleidende manchmal vorschnell der Meinung sind, bei ihnen sei etwas entzündet. Fühlen Sie in sich hinein und fragen Sie sich, ob Ihnen eher Kälte oder Wärme gut tut. Im Normalfall fällt es Ihnen leicht, diese Frage spontan und sicher zu beantworten. Wichtig dabei ist, dass Sie wirklich dem Verlangen Ihres Körpers nachspüren sollten und nicht zum Beispiel die Diagnose „Entzündung der kleinen Wirbelgelenke" als Entscheidungsgrundlage nehmen. Bitte seien Sie aber so eigenverantwortlich sich selbst gegenüber, dass Sie, wenn Sie unsicher sind, lieber Ihren Arzt oder Heilpraktiker fragen.

Feuchte, heiße Wickel dürfen Sie nie mit Plastikfolie oder Gummi abdecken. Das kann zu Hitzestaus führen. Außerdem unterdrückt es die Ausscheidung von Stoffen, die der Körper loswerden möchte, und die zur Entspannung in der behandelten Körperregion beiträgt.

So legen Sie die SchmerzfreiPackung an

Eine SchmerzfreiPackung besteht immer aus drei Lagen. Die erste Lage ist das feuchte, heiße Baumwoll- oder Leinentuch, das direkt auf der Haut liegt. Es sollte aus zwei bis drei einzelnen Schichten bestehen. Diese erste Lage überträgt die Wärme auf die Haut und sollte zur bestmöglichen Temperaturübertragung möglichst direkt anliegen. Die zweite Lage besteht aus einem trockenen Baumwolltuch. Auch sie sollte relativ straff anliegen, damit sie dazu beiträgt, die erste Lage gut an die Haut zu drücken. Die dritte Lage besteht aus einem trockenen, dickeren Tuch, einer Decke oder Ähnlichem. Sie hat, wie die zweite Lage, die Aufgabe, die Temperatur möglichst lange zu halten.

Wenn Sie möchten, können Sie abschließend eine Wärmflasche auflegen, damit die Temperatur der SchmerzfreiPackung möglichst lange gehalten wird. Bitte verwenden Sie unter keinen Umständen elektrische Wärmedecken. Das von ihnen erzeugte elektromagnetische Feld lässt Ihre Muskelspannung eventuell wieder so ansteigen, dass dadurch der Effekt der SchmerzfreiPackung gemindert, vielleicht sogar aufgehoben wird.

Als Baumwoll- oder Leinentuch für die ersten beiden Lagen können Sie Waschlappen, Geschirrtücher, Handtücher oder auch Bettlaken verwenden. Als letzte Lage eignet sich auch ihre Bettdecke, wenn Ihnen keine andere Decke zur Verfügung steht.

Je nachdem, ob Sie sich die SchmerzfreiPackung selbst anlegen, oder ihnen jemand hilft, sollten Sie vorher Ihren Liegeplatz entsprechend vorbereiten und auch die Körperposition auswählen. Sie sollte so sein, dass Sie möglichst wenig Schmerzen in ihr verspüren. Auf den Fotos, auf denen die Lage der Tücher gezeigt wird, liegt unser Modell auf dem Rücken. Diese Position ist zu bevorzugen, da in ihr schon wichtige Dehnimpulse während der SchmerzfreiPackung gegeben werden. Ist Ihnen diese Liegeposition nicht möglich, dann stellen Sie die Beine auf oder wählen eine seitliche Lage.

Füllen Sie einen Kochtopf, in den die benötigten Tücher hineinpassen, mit Wasser. Legen Sie die Tücher hinein und erhitzen Sie das Wasser auf 50°C. (Messen Sie die Temperatur mit einem geeigneten Thermometer.) Um die entspannende Wirkung der SchmerzfreiPackung noch zu erhöhen, können Sie einige Tropfen reines ätherisches Öl in das warme Wasser geben. Hierzu eignen sich am besten Zitrone, Jasmin, Fenchel, Lavendel, Melisse sowie Rose. Achten Sie bei der Auswahl auf gute Qualität.

Wenn die 50°C erreicht sind, schütten Sie

Kurzleitfaden SchmerzfreiPackung

Anwendung

Nur als kurzfristige Notmaßnahme verwenden

Zu beachten

- **Ruhige Umgebung bei 22-24°C**
- **Magen sollte nicht extrem leer oder voll sein**
- **Keine aufputschenden Mittel**
- **Wenn Unwohlsein entsteht, abbrechen**
- **Nach akuten Verletzungen zunächst kühlen**
- **Niemals bei „echten“ Entzündungen einsetzen**
- **Keine Luft undurchlässigen Materialien verwenden**

Durchführung

Möglichst schmerzfreie Lage einnehmen

1. Lage getränkt mit heißem Wasser

2. Lage trockenes Baumwolltuch

3. Lage trockenes, dickeres Tuch

das Wasser ab, als würden Sie gekochte Kartoffeln abgießen. Wringen Sie die Tücher aus, legen Sie sie wieder in den Topf (der natürlich jetzt von der Kochplatte herunter genommen werden muss) und schließen den Deckel. Dann entnehmen Sie ein Tuch nach dem anderen, damit es nicht zu sehr abkühlt, bevor es aufgelegt wird. Achtung: legen Sie die Tücher vorsichtig einzeln auf, so dass Sie sie sofort wieder entfernen könnten, falls sie zu heiß sein sollten.

Sind alle Tücher der ersten Lage an ihrem Platz, dann legen Sie die zweite und dritte Lage möglichst rasch darüber, damit die Temperatur weitestgehend erhalten bleibt. Nun kommt der angenehme Teil: Das Ruhen und bewusste Entspannen für die nächsten 30 bis 60 Minuten. Dämmern Sie, schlafen Sie und machen Sie sich bewusst, dass nun genau die Muskeln entspannen, deren zu hohe Spannung den AlarmSchmerz ausgelöst hat. Spätestens wenn die Tücher zu kühl werden, beenden Sie die SchmerzfreiPackung. Falls Sie nicht gleich schlafen, können Sie den nun größeren schmerzfreien Bewegungsspielraum nutzen und vorsichtig mit der SchmerzfreiBallmassage oder den ersten SchmerzfreiÜbungen beginnen.

Die SchmerzfreiPackung bei Schmerzen im Bereich des unteren Rückens

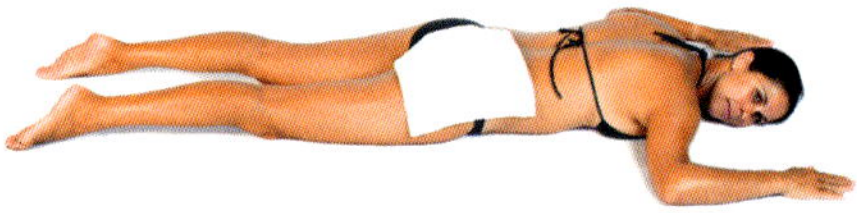

SchmerzfreiPackung Zone 1: Gesäß
Seite 62

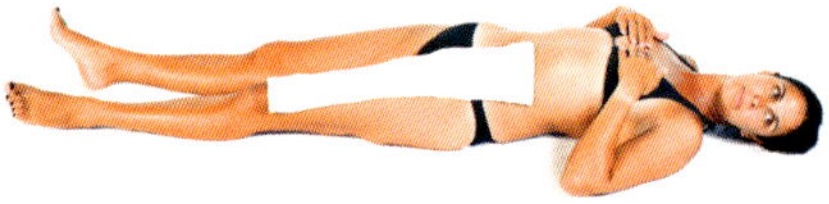

SchmerzfreiPackung Zone 2: Oberschenkel
Seite 63

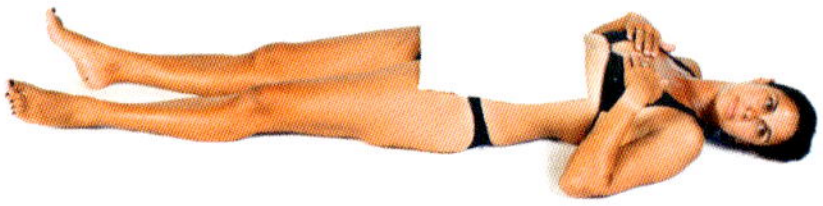

SchmerzfreiPackung Zone 3: Bauch
Seite 64

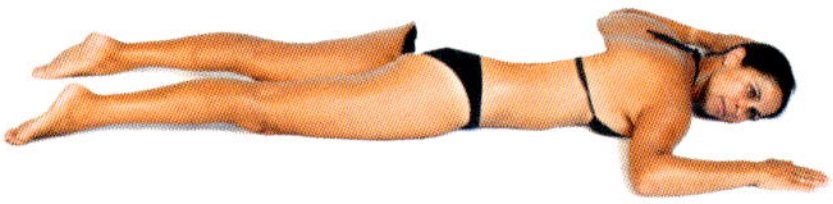

SchmerzfreiPackung Zone 4: Rücken
Seite 65

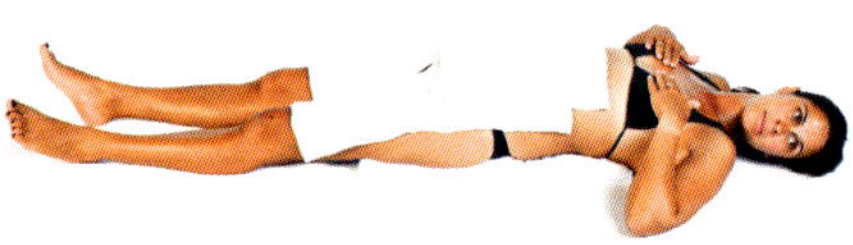

Komplette SchmerzfreiPackung: Bereich unterer Rücken
Seite 66

Die SchmerzfreiPackung im Bereich des unteren Rückens:

Allgemeine Informationen: **Zur Anwendung der SchmerzfreiPackung im Bereich des unteren Rückens stehen vier SchmerzfreiZonen zur Verfügung. Dies sind übrigens auch die Zonen, an denen Sie sich im folgenden Kapitel der SchmerzfreiBallmassage selbst zu behandeln lernen. Zu Beginn, so lange Sie noch nicht genau wissen, welche der Zonen bei Ihnen die kritische, Schmerz auslösende ist, sollten Sie alle vier Zonen kombinieren. Wenn Sie durch die Ballmassage und die Übungen mehr und mehr ein Gefühl dafür bekommen, welche Zonen genau bei Ihnen für die Schmerzen verantwortlich sind, können Sie dazu übergehen, die Zonen individueller, oder auch nur einseitig mit der SchmerzfreiPackung zu versorgen.**

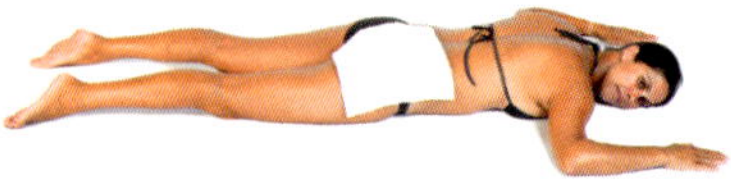

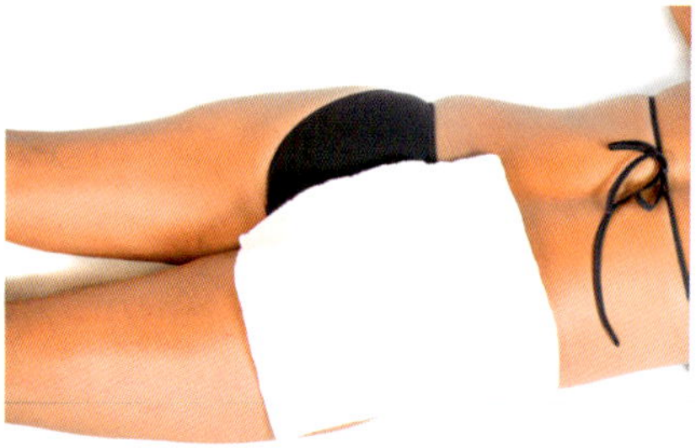

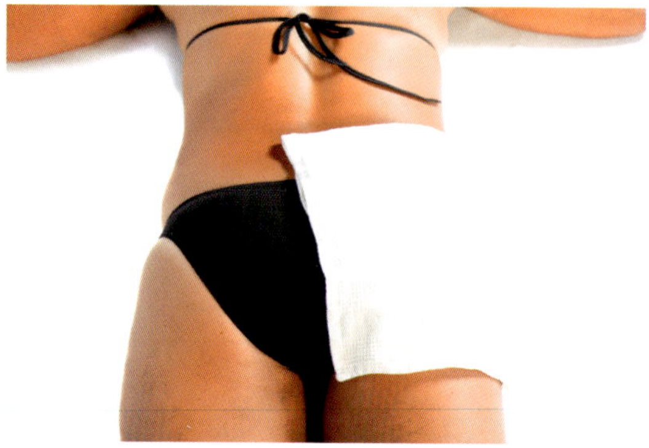

SchmerzfreiPackung Zone 1: Gesäß

Anwendung: Wenn Sie spüren, dass der Schmerz vom unteren Rücken in Richtung Gesäß zieht, oder vom Gesäß in den unteren Rücken hinein. Sie können zur Aufwandsminimierung diesen Bereich auch einseitig mit einer SchmerzfreiPackung versehen, wenn Sie das Gefühl haben, dass Ihr muskuläres Problem einseitig ist. Trotzdem empfehlen wir, die Packung möglichst immer beidseitig zu verwenden oder, wenn möglich, die vollständige SchmerzfreiPackung für den Bereich des unteren Rückens anzuwenden (als letzte beschrieben).

Ausführung: Suchen Sie sich eine geeignete Position; wenn die Bauchlage nicht möglich ist, dann probieren Sie die stabile Seitenlage oder die Rückenlage, die den Vorteil hat, dass die Packung durch das Körpergewicht an die SchmerzfreiZone Gesäß angedrückt wird. Wenn nötig, stellen Sie in der Rückenlage die Beine auf. Hier müssen Sie aber darauf achten, dass die Packung am unteren Bereich des Gesäßes noch gut anliegt.

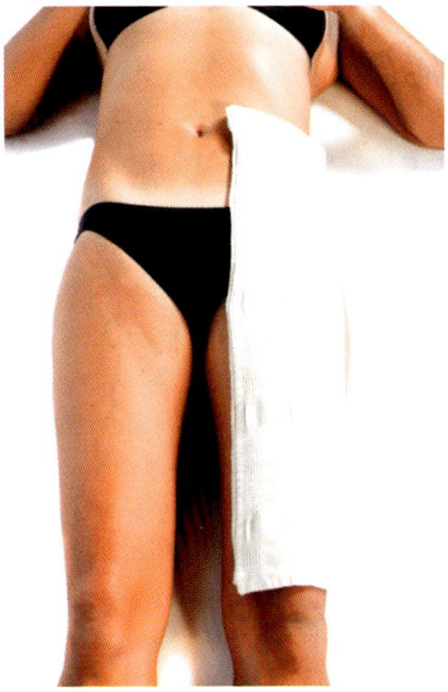

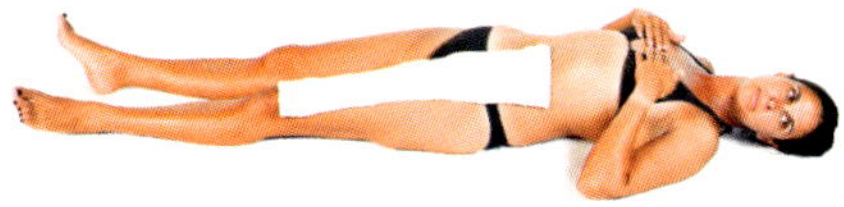

SchmerzfreiPackung Zone 2: Oberschenkel

Anwendung: Wenn Sie spüren, dass Ihre Schmerzen vermehrt beim Laufen oder Stehen auftreten. Sie können zur Aufwandsminimierung diesen Bereich auch einseitig mit einer SchmerzfreiPackung versehen, wenn Sie das Gefühl haben, dass Ihr muskuläres Problem einseitig ist. Trotzdem empfehlen wir, die Packung möglichst immer beidseitig aufzulegen oder, wenn möglich, die vollständige SchmerzfreiPackung für den Bereich des unteren Rückens anzuwenden (als letzte beschrieben).

Ausführung: Suchen Sie sich eine geeignete Position; wenn die Rückenlage nicht möglich ist, dann probieren Sie die Bauchlage, die den Vorteil hat, dass die Packung durch das Körpergewicht an die SchmerzfreiZone Oberschenkel gedrückt wird. Oder, Sie stellen in der Rückenlage die Beine soweit auf, dass das Ziehen im Rücken verschwindet. In diesem Fall versuchen Sie, bei den folgenden SchmerzfreiPackungen die Beine immer weniger aufstellen zu müssen.

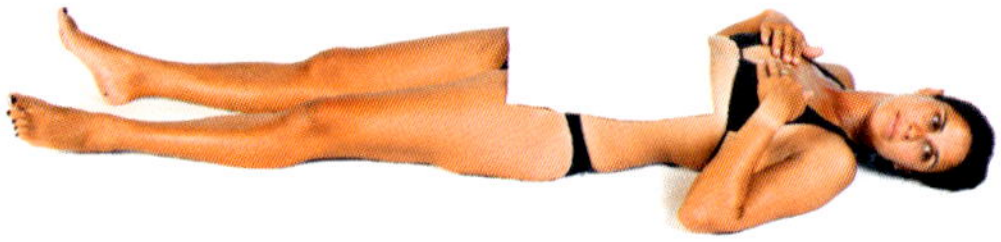

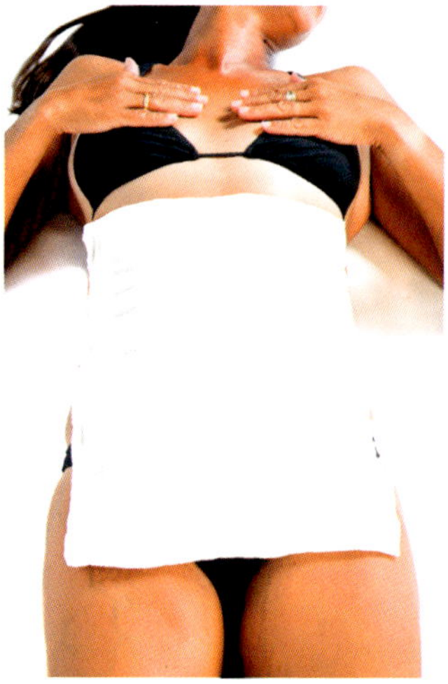

SchmerzfreiPackung Zone 3: Bauch

Anwendung: Wenn Sie spüren, dass Ihre Schmerzen vermehrt beim Laufen oder Stehen auftreten. Wenn Sie Hexenschuss haben. Wenn Sie merken, dass Ihre Schmerzen beim Aussteigen aus dem Auto ausgelöst werden. Wir empfehlen trotzdem, wenn möglich, die vollständige SchmerzfreiPackung für den Bereich des unteren Rückens anzuwenden (als letzte beschrieben).

Ausführung: Suchen Sie sich eine geeignete Position. Wenn die Rückenlage nicht möglich ist, dann probieren Sie die Bauchlage, die den Vorteil hat, dass die Packung durch das Körpergewicht an die SchmerzfreiZone Bauch gedrückt wird. Oder, Sie stellen in der Rückenlage die Beine soweit auf, dass das Ziehen im Rücken verschwindet. In diesem Fall versuchen Sie, bei den folgenden SchmerzfreiPackungen die Beine immer weniger aufstellen zu müssen.

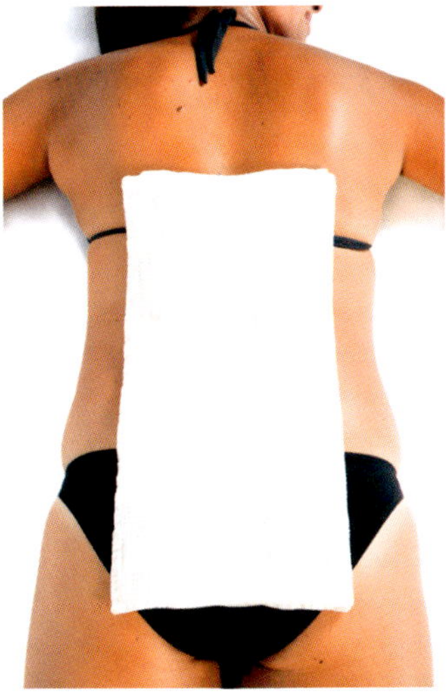

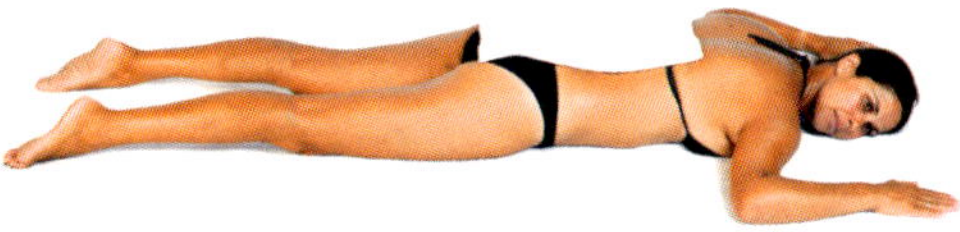

SchmerzfreiPackung Zone 4: Rücken

Anwendung: Wenn Sie spüren, dass der Schmerz von einer dumpfen, zähen Unbeweglichkeit in der Lendenwirbelsäule begleitet ist, und wenn sie merken, dass ein nach vorn Beugen sofort von einem Ziehen in der Lendenwirbelsäule begleitet wird. Wir empfehlen trotzdem, wenn möglich, die vollständige SchmerzfreiPackung für den Bereich des unteren Rückens anzuwenden (als letzte beschrieben).

Ausführung: Suchen Sie sich eine geeignete Position. Wenn die Bauchlage nicht möglich ist, dann probieren Sie die stabile Seitenlage oder auch die Rückenlage, die den Vorteil hat, dass die Packung durch das Körpergewicht an die SchmerzfreiZone Rücken angedrückt wird. Wenn nötig, stellen Sie in der Rückenlage die Beine auf. In diesem Fall versuchen Sie, bei den folgenden SchmerzfreiPackungen die Beine immer weniger aufstellen zu müssen.

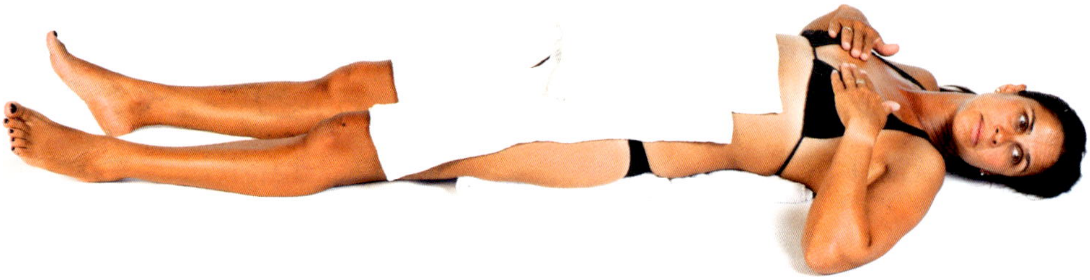

Komplette SchmerzfreiPackung: Bereich unterer Rücken

Anwendung: Für alle Schmerzzustände im Bereich des unteren Rückens. Wir empfehlen, wenn möglich, immer diese Gesamtpackung für den Bereich des unteren Rückens anzuwenden.

Ausführung: Suchen Sie sich eine geeignete Position. Die im Bild gezeigte Rückenlage hat den Vorteil, dass die Packung durch das Körpergewicht an die beiden rückwärtigen SchmerzfreiZonen gedrückt wird. Wenn die Rückenlage nicht möglich ist, dann probieren Sie die Bauchlage, die entsprechend den Vorteil hat, dass die Packung durch das Körpergewicht an die vorderen SchmerzfreiZonen gedrückt wird. Oder, Sie stellen in der Rückenlage die Beine soweit auf, dass das Ziehen im Rücken verschwindet. In diesem Fall versuchen Sie, bei den folgenden SchmerzfreiPackungen die Beine immer weniger aufstellen zu müssen. Bitte beachten Sie aber, dass im Fall der Rückenlage mit aufgestellten Beinen der Kontakt der heißen Tücher mit dem unteren Gesäßbereich noch gewährleistet ist.

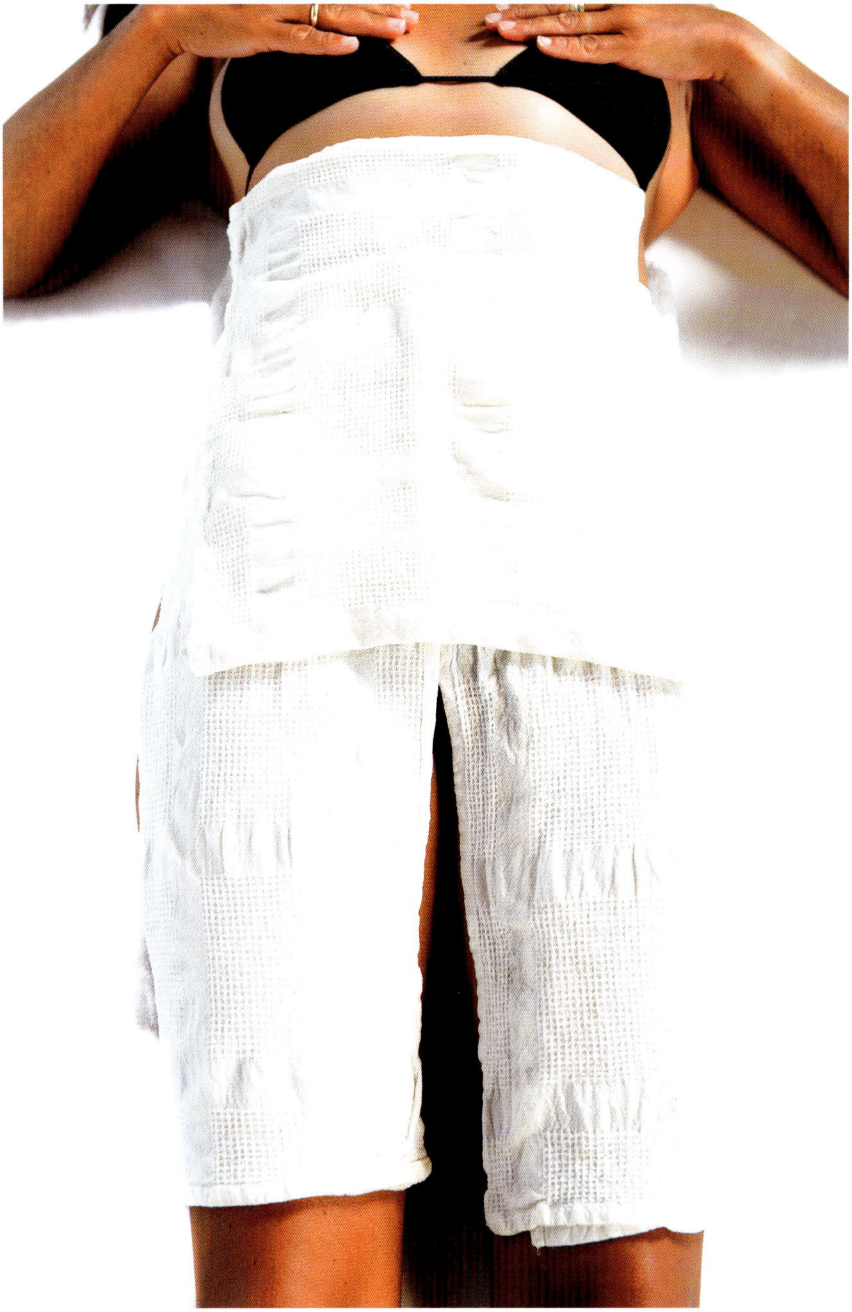

Legen Sie Hand an: Ihre SchmerzfreiBallmassage

*Für Sie entwickelt –
diese neue Eigenbehandlung hilft Ihnen, Verantwortung für Ihre Schmerzfreiheit zu übernehmen.*

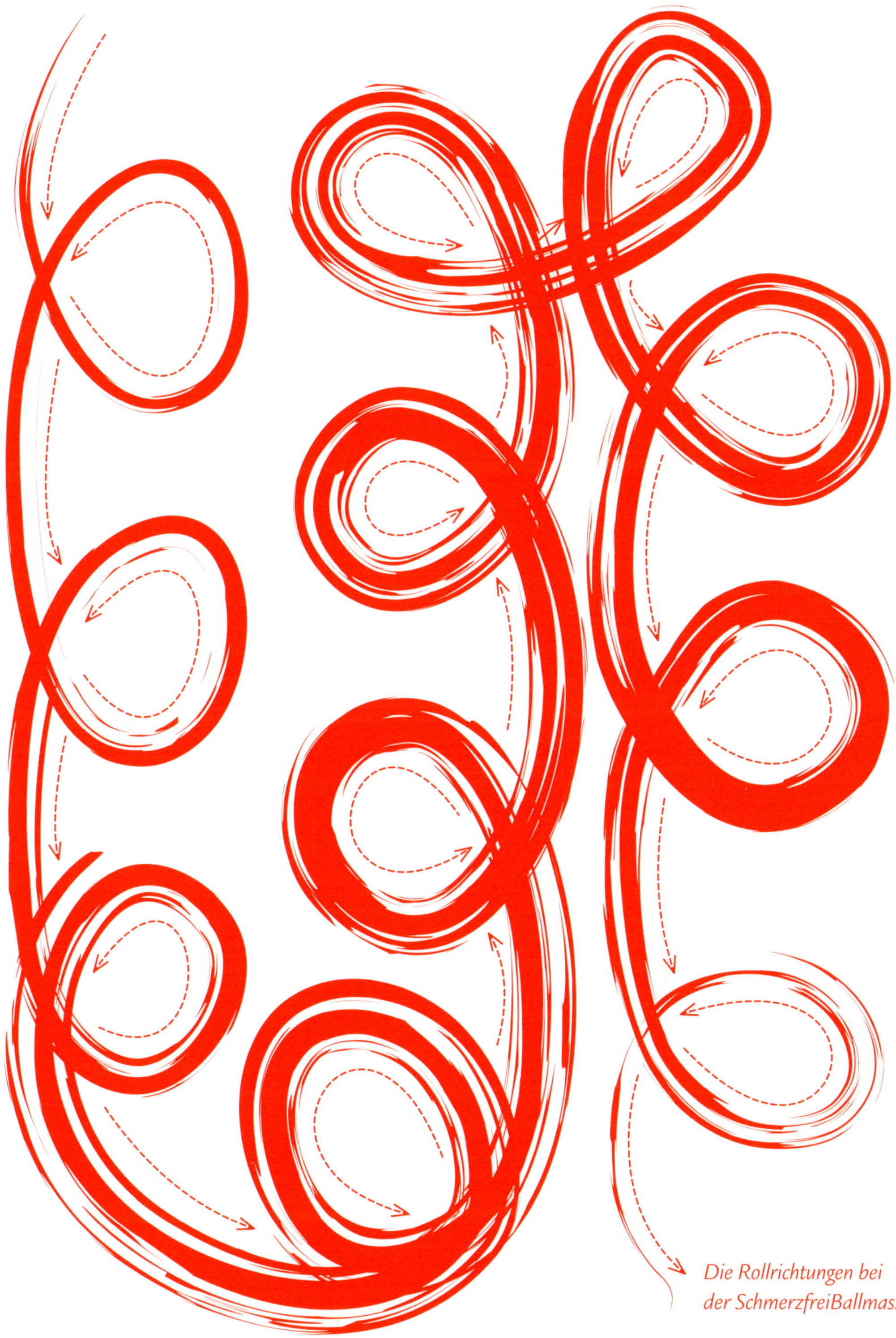

Die Rollrichtungen bei der SchmerzfreiBallmassage

So wirkt die SchmerzfreiBallmassage

Die Ballmassage eignet sich hervorragend dazu, nach einer SchmerzfreiPackung durchgeführt zu werden. Durch die Wärme werden nämlich Durchblutung und Stoffwechsel der betroffenen SchmerzfreiZone angeregt. Das ist die optimale Vorbereitung für die nun folgende mechanische Bearbeitung. Die Flüssigkeiten und Gewebeschichten werden bewegt, die Durchblutung und der Stoffwechsel weiter erhöht. Zonen erhöhter Anspannung werden mechanisch aufgelöst.

Zusätzlich sorgen die AlarmSchmerzrezeptoren, so wie sie durch die SchmerzfreiBallmassage angesprochen werden, mehr und mehr dafür, dass der Körper die Spannung aus den betroffenen Muskelpartien herausnehmen kann. Die Folge ist ein Nachlassen der zu hohen muskulären Spannung und damit das erste Löschen der „kranken" Muskelprogramme. Das hat zur Folge, dass der AlarmSchmerz abklingt.

Die SchmerzfreiBallmassage, die wir extra für die Patienten entwickelten, ist sanfter als die Profivariante und ungefährlich, wenn die hier gegebenen Richtlinien beachtet werden. Nerven, Gefäße und sonstige empfindliche Strukturen werden nicht verletzt. Dies war oberstes Ziel bei der Ausarbeitung, um nicht speziell darin ausgebildeten Menschen dennoch ein wirkungsvolles Instrument zur Selbstbehandlung zur Verfügung stellen zu können.

Somit kann man die SchmerzfreiBallmassage als eine Vorstufe der SchmerzpunktPressur ansehen, die unsere Schmerztherapie-Spezialisten anwenden.

Ein nicht zu unterschätzender Nebenaspekt ist das Training der Ansteuerung und der Beweglichkeit der Schulter, sowie deren Kraft und die Armkraft. Diese körperlichen Fertigkeiten nehmen bei häufigerer Anwendung der SchmerzfreiBallmassage zu. Auch das Bewusstsein für die beteiligten Körperbereiche steigt. Diese Erweiterung der körperlichen Wahrnehmung hilft beim Umgang mit den eigenen Schmerzen.

So setzen Sie die SchmerzfreiBallmassage ein

Je nach Ihren Bedürfnissen gibt es ganz unterschiedliche Möglichkeiten, die SchmerzfreiBallmassage einzusetzen. Bei Rückenschmerzen im unteren Bereich dürfen Sie ohne Bedenken die beschriebenen SchmerzfreiZonen bearbeiten, um Einfluss auf Ihre Schmerzen zu nehmen. Haben Sie mit der SchmerzfreiPackung Ihre Schmerzen soweit besänftigt, dass Sie sich wieder einigermaßen wohl fühlen, dann können Sie mit dem nötigen Feingefühl weiter an der Reduzierung Ihrer Schmerzen arbeiten oder den Effekt besser verankern. Falls weder die SchmerzfreiPackung noch die Ballmassage helfen, Ihre Schmerzen spürbar zu lindern, suchen Sie bitte unbedingt einen unserer Schmerztherapeuten oder Ihren Arzt auf.

Waren Sie bei einem unserer Schmerztherapeuten, dann haben Sie von ihm nach der erfolgreichen Behandlung die speziellen therapeutischen EngpassDehnungen gezeigt bekommen. Mit der SchmerzfreiBallmassage können Sie die Wirkung dieser Übungen noch verbessern. Sind Sie nicht dazu in der Lage, die Ihnen „verordneten“ Engpassdehnungen so wie vorgegeben auszuführen, kann Ihnen die Ballmassage helfen, Ihren Zustand zu halten. Sie eignet sich also auch zur Nachbehandlung in Verbindung mit den therapeutischen Engpassdehnungen.

Aber auch schon bevor es zu Schmerzen kommt, können Sie bei spürbaren Verspannungen oder „Schwergängigkeiten“ im Bereich des unteren Rückens die Ballmassage anwenden. Sie ist sehr gut geeignet, Ihr Wohlbefinden bei Zuständen zu verbessern, die unangenehm sind, derentwegen man aber nicht unbedingt gleich zum Arzt gehen würde.

Für jede Zone, die Sie für Schmerzen im unteren Bereich des Rückens lernen zu behandeln, gibt es auch die Möglichkeit einer Partner-SchmerzfreiBallmassage. Sie finden sie jeweils als Partner-Variante beschrieben. Lassen Sie diese bei sich anwenden, wenn Sie selbst zur Ballmassage nicht in der Lage sind. Sie werden feststellen, dass die SchmerzfreiBallmassage einen sehr hohen Wohlfühleffekt hat. Dies hängt damit zusammen, dass Ihr Körper „merkt“, wie wertvoll die rollenden Berührungen für sein Empfinden sind. Der Nachteil jeder Partnervariante ist, dass Sie auf die Hilfe eines anderen angewiesen sind. Der Vorteil aber besteht darin, dass Sie sich völlig auf Ihre Entspannung konzentrieren können, und der Partner eventuell dazu in der Lage ist, den für die schmerzreduzierende Wirkung notwendigen stärkeren Druck aufbringen zu können. Wichtig bei den Varianten zu zweit ist, dass Sie sich mit dem Partner gut verständigen können. Informieren Sie ihn sofort, wenn der Rollschmerz, den er bei Ihnen auslöst, sich dem unangenehmen Bereich nähert. Nutzen Sie dazu die im nächsten Kapitel beschriebene Skala.

Das ist bei der SchmerzfreiBallmassage zu beachten!

Die folgenden Ausführungseinzelheiten beachten Sie bitte bei allen SchmerzfreiBallmassagen, um bestmögliche Ergebnisse zu erzielen.

Sie können die SchmerzfreiBallmassage anwenden, so oft Sie möchten. Die Dauer einer Eigenbehandlung beträgt normalerweise 8 bis 20 Minuten. Dies ergibt sich aus den 4 SchmerzfreiZonen für den unteren Rücken, die jeweils zwischen 2 und 5 Minuten gerollt werden.
Die Reihenfolge, in der Sie die Zonen behandeln, ist ganz Ihnen überlassen. Auch die Tageszeit können Sie nach Ihren persönlichen Vorlieben wählen. Wichtig ist nur, dass Sie in der Zeit, in der Sie die Eigenbehandlung durchführen, Ruhe haben, ungestört sind und nicht der nächste Termin schon überfällig ist. Denken Sie bitte immer daran, dass Stress, vor allem Zeitdruck, sehr hinderlich ist, für eine Schmerzreduzierung. Denn Stress beeinflusst massiv die Spannung unserer Muskulatur und treibt sie nach oben.

Es wäre von Vorteil, die SchmerzfreiBallmassage möglichst am selben Ort und zur selben Zeit durchzuführen. Die so entstehende Gewohnheit trägt zu einer ruhigen, gelösten Atmosphäre bei, die Ihre angestrebte Entspannung und Schmerzbefreiung unterstützt.

Machen Sie sich zunächst mit der SchmerzfreiZone vertraut. Sie finden sie auf der Abbildung markiert. Probieren Sie dann die Varianten und finden Sie heraus, bei welcher Sie sich am wohlsten fühlen und welche Ausführung Ihnen am leichtesten fällt.

Sie finden zu jeder SchmerzfreiZone verschiedene Abwandlungen, die Sie selbstständig anwenden können. Jede der Ausführungen spricht unterschiedliche körperliche Fähigkeiten an. Wählen Sie zunächst die Variante aus, die Ihnen am leichtesten fällt. Mehr und mehr sollten Sie aber auch die anderen ausprobieren, denn Ihre Beweglichkeit, Kraft und Ansteuerung werden so automatisch immer weiter verbessert. Neben den schmerzbefreienden und entspannenden Effekten der Eigenbehandlung profitieren Sie körperlich auf den unterschiedlichsten Ebenen.

Sehr wichtig ist, die Stärke der SchmerzfreiBallmassage richtig zu dosieren. Grundlage dafür ist eine Skala, eingeteilt in Werte von 1 bis 10. Ein Wert von 1 bedeutet, dass Sie kaum etwas verspüren, ab 10 ist der ausgelöste Rollschmerz so groß, dass er belastend, störend, verspannend, also negativ wirkt. Sie können einen Wert von 9 oder 9,5 anstreben. Aber auch schon niedrigere

Kurzleitfaden SchmerzfreiBallmassage

Anwendung
- **Als Akutmaßnahme bei Schmerzen**
- **Nach der SchmerzfreiPackung, um Wirkung zu verstärken**
- **Zum Nachbearbeiten zu Hause, nach der Behandlung beim Therapeuten**
- **Um die Engpassdehnungen zu unterstützen**
- **Vorbeugend und als Wellnessanwendung**
- **Zur Eigen- oder Partnerbehandlung**

Zu beachten
- **Ausreichend Zeit und Ruhe nehmen**
- **Rollschmerz höchstens bei 9 bis 9,5 der Skala**
- **Geeignete Ballgröße und Härtegrad wählen**

Durchführung
- **Zu Beginn die SchmerzfreiZonen vollständig abrollen**
- **Zonen dort bearbeiten, wo die Empfindlichkeit am größten ist**
- **Rollrichtungen so wählen, dass die Zonen am besten bearbeitet werden**

Werte führen zu steigendem Wohlbefinden. Sie werden schnell die Stärke herausfinden, die Ihnen am angenehmsten ist. Wenn Sie sich von einem Partner massieren lassen, nutzen Sie bitte ebenfalls die Werte der Skala. Das sichert eine optimale Verständigung, und Sie können sicher sein, immer im wirksamsten Bereich zu arbeiten.

Prinzipiell können Sie zur Durchführung der Ballmassage beliebige Bälle verwenden. Es eignen sich neuere oder ältere Tennisbälle, die härter oder weicher sind, Spielbälle für Kinder oder auch für Hunde. Im Sportartikelbedarf finden Sie auch Trainingsbälle in unterschiedlichen Größen. Prinzipiell sollten Sie aber bitte darauf achten, dass die Bälle hautverträglich sind und Ihnen verschiedene Bälle anderer Größen und Härtegrade zur Verfügung stehen.

Im eigens für diese Ballmassage entwickelten LnB SchmerzfreiBallset, das aus 9 verschiedenen SchmerzfreiBällen besteht, finden Sie 3 verschiedene Größen und pro Größe 3 verschiedene Härtegrade. Die Möglichkeit, aus diesen 9 verschiedenen Kombinationen zu wählen, sichert das Erreichen des optimalen Effektes der SchmerzfreiBallmassage. Jeder Mensch ist anders gebaut,

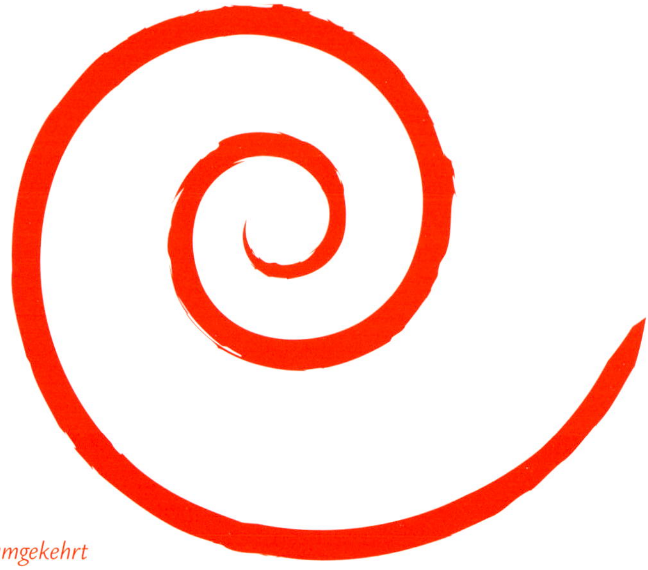

Spiral-Rollrichtung von innen nach außen und umgekehrt

die Knochen sind unterschiedlich geformt, das Bindegewebe ist unterschiedlich weich, die Muskulatur verschieden ausgeprägt, die Fettschichten unterschiedlich dick und die Berührungsempfindlichkeiten, sowie Vorlieben, individuell sehr verschieden. Mit den im Ball-Set enthaltenen Durchmessern und „Nachgiebigkeiten" können Sie jedem dieser unterschiedlichen Körperzustände bestens gerecht werden.

Ihre Aufgabe ist es, beim Rollen der verschiedenen Zonen jeweils die Bälle zu benutzen, bei denen Sie den besten Effekt verspüren und mit denen Sie sich am wohlsten fühlen. Es kann durchaus sein, dass Sie für eine Zone sogar mehrere unterschiedliche Bälle einsetzen. Sogar, dass Sie einen Tag später einen anderen Ball bevorzugen, ist möglich, denn Ihr muskulärer Zustand ändert sich und damit auch die Empfindlichkeit der verschiedenen Stellen. Vor Ihnen liegt eine interessante Entdeckungsreise, bei der Sie Ihre Schmerzursache beseitigen und Ihren Körper auf eine völlig neue Art und Weise kennenlernen können.

Bei der Rolltechnik unterscheiden wir 4 Grundbewegungen, auf die letztendlich alle verwendbaren Rollbewegungen zurückzuführen sind: Von oben nach unten und wieder zurück, von links nach rechts und wieder zurück, sowie Kreisbewegungen rechts herum und links herum. Es einfach auszuprobieren, ist das Beste. Denn so unterschiedlich, wie die verschiedenen Bälle eingesetzt werden, um die besten Effekte zu erreichen, so individuell sind die optimalen Rollbewegungen.

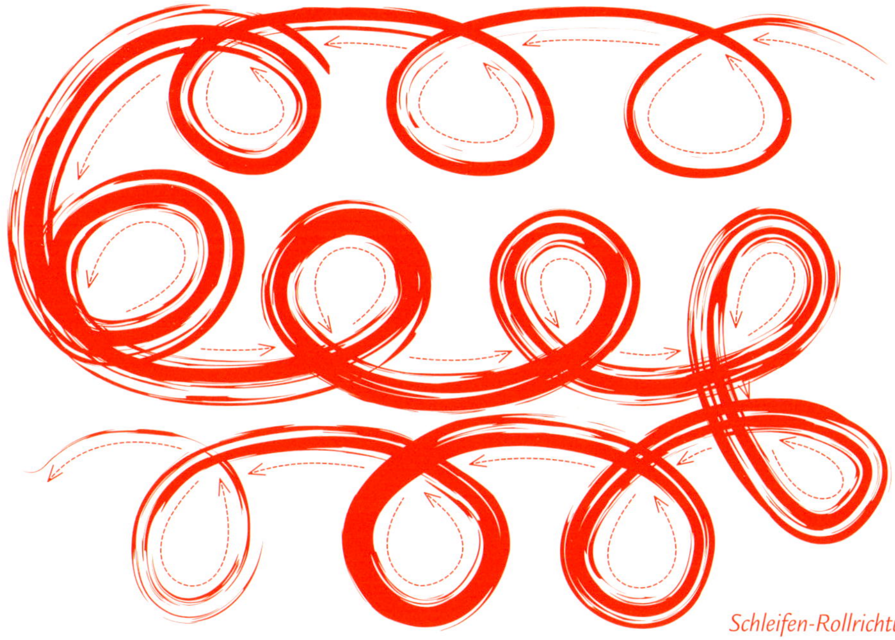

Schleifen-Rollrichtungen

Bei der SchmerzfreiBallmassage suchen Sie Bereiche, in denen die Druckempfindlichkeit größer ist, als an anderen Stellen der Zone. Rollen Sie die ganze Zone ab, um einen ersten Überblick zu bekommen. Testen Sie verschiedene Ballgrößen und Härtegrade, um die entsprechenden Stellen bestmöglich bearbeiten zu können. Bestmöglich bedeutet, dass Sie einen angenehmen Rollschmerz auslösen. Er muss positiv für Sie sein, man spricht von einem „Wohlfühlschmerz". Viele sagen, dass es ein bisschen weh tut, dass es sich aber gut anfühlt. Sobald Sie zurückzucken, ausweichen, sich verspannen, ist die Druckstärke zu groß. Wählen Sie dann einen größeren oder weicheren Ball oder mindern Sie den Rolldruck.

Ob Sie sich selbst behandeln oder sich von einem Partner behandeln lassen:
Bitte nutzen Sie für Ihre Einschätzung des Rolldruckes, für Ihre Auswahl des Balles und die Entscheidung über die Art der Rollbewegung immer die Skala von 1 bis 10. Je länger Sie in einer Behandlung rollen, je öfter Sie die Behandlung wiederholen, desto mehr werden Sie spüren, dass die Druckempfindlichkeit nachlässt. Dies ist das Ziel. Denn nachlassende Druckempfindlichkeit bedeutet entspanntere, flexiblere Muskulatur und Faszien. Bei jeder SchmerzfreiBallmassage werden Sie Fortschritte machen und Erleichterung verspüren. Nach wenigen Anwendungen schon werden Sie Ihre individuelle Technik für die jeweilige Zone gut beherrschen.

SchmerzfreiBallmassage Zone 1: **Gesäß**

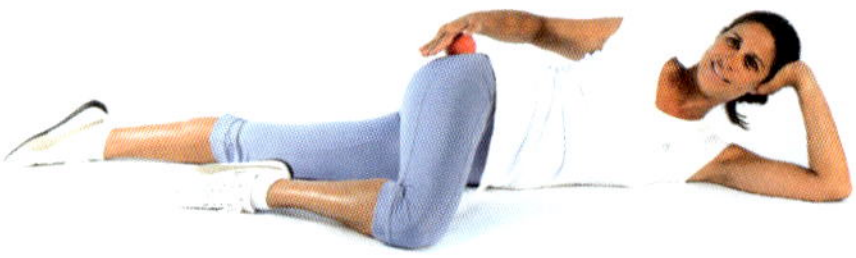

Variante 1: In Seitenlage

Seite 78

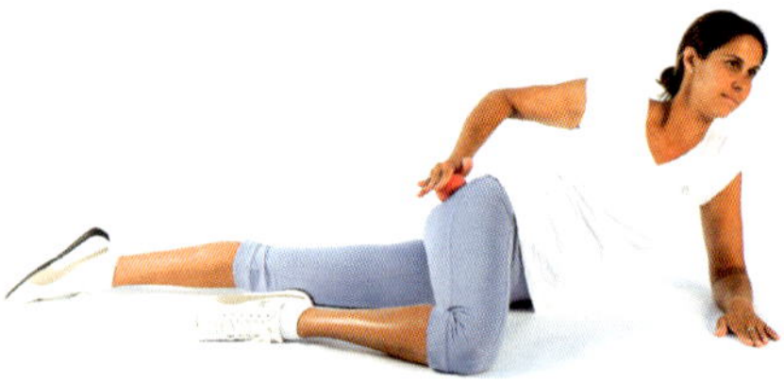

Variante 2: In Seitenlage, aufgestützt

Seite 79

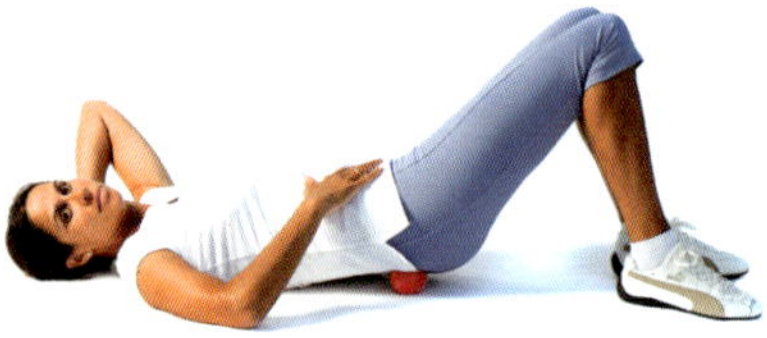

Variante 3: In Rückenlage

Seite 80

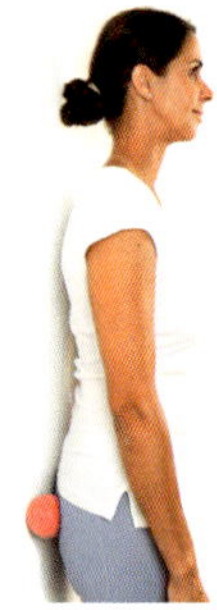

Variante 4: Im Stand

Seite 81

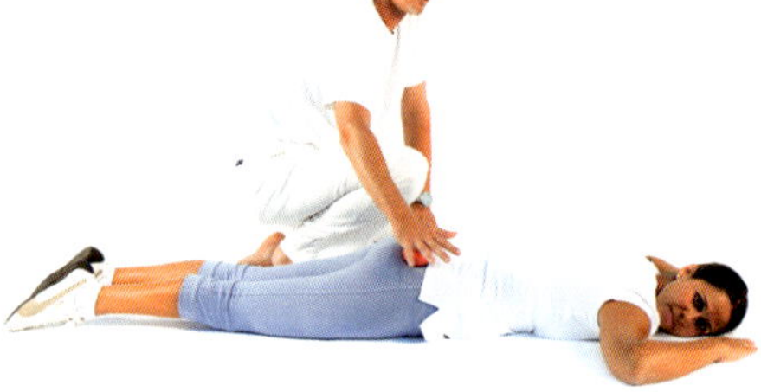

Variante 5: Mit Partner

Seite 82

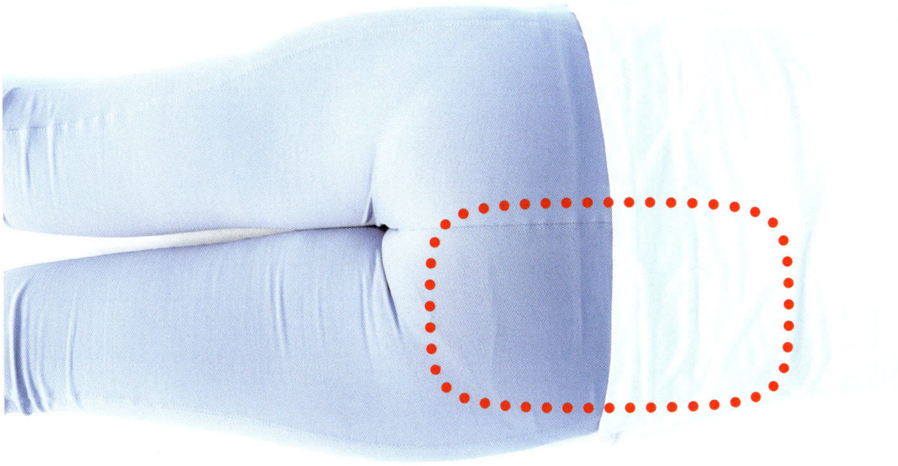

SchmerzfreiBallmassage Zone 1: Gesäß

Diese SchmerzfreiZone umfasst das gesamte Gesäß, sowie den Bereich des Kreuzbeins und des hinteren Darmbeins. Im Gesäßbereich empfehlen sich normalerweise eher kreisende Bewegungen, am Kreuzbein und entlang des Darmbeins eher Längs- beziehungsweise Querbewegungen mit kleinen Schleifen.

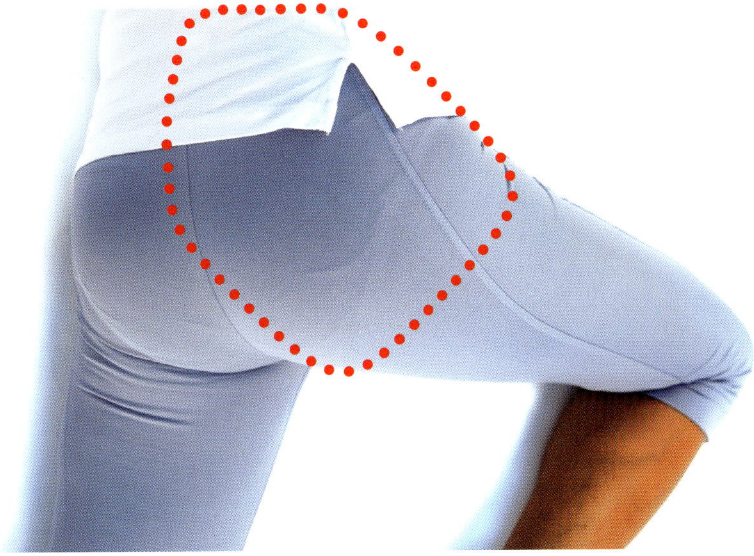

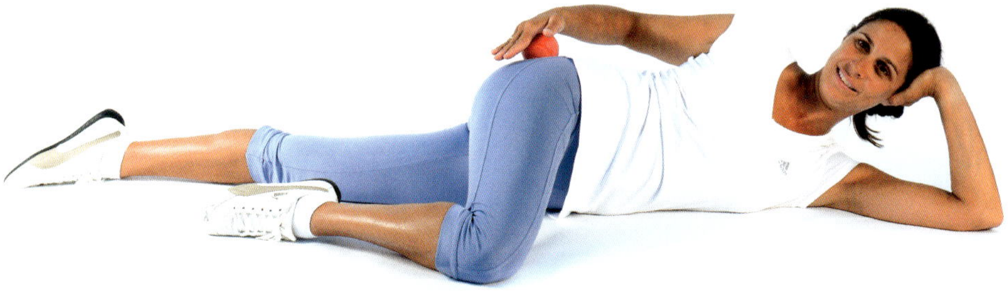

SchmerzfreiBallmassage Zone 1: Gesäß
Variante 1 in Seitenlage

Anwendung: Diese Variante ist eine gute Grundposition, in der die SchmerzfreiZone entspannt und frei zugänglich ist. Sie können bequem liegen, sind sicher abgestützt und können sich auf die Rollbewegungen konzentrieren. Anfangs mag es sein, dass Sie die näher zur Körpermitte hin liegenden Stellen nicht so leicht erreichen. Die SchmerzfreiBallmassage dieser Zone ist aber eine gute Übung für Ihren gesamten Schulter-Arm-Bereich, der heutzutage sehr oft für Tätigkeiten hinter dem Körper bewegungseingeschränkt ist, denn wir führen im Alltag viel zu wenige rückwärtige Bewegungen aus. Er wird wieder beweglicher, in diesen Winkeln kräftiger und besser anzusteuern. In dieser Variante erreichen Sie die Regionen der Zone besser, die mehr Richtung rechte Schulter gelegen sind.

Ausführung: Legen Sie sich auf die linke Seite und stützen Sie Ihren Kopf mit der linken Hand ab. Sie können dazu auch ein geeignetes Kissen verwenden. Beginnen Sie in der Gesäßmitte und rollen Sie den Ball nun entlang des Gesäßes immer weiter zu den Außenseiten der Schmerzzone. Machen Sie das insbesondere an den druckempfindlichsten Stellen länger.

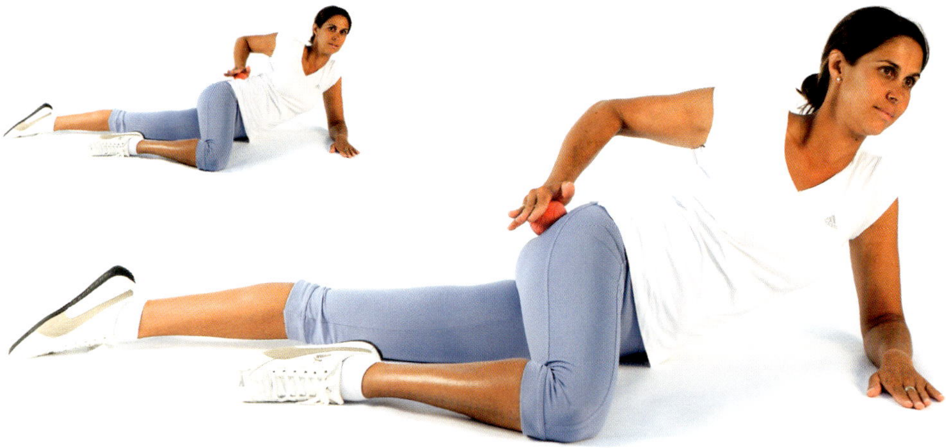

SchmerzfreiBallmassage Zone 1: Gesäß
Variante 2 in Seitenlage, aufgestützt

Anwendung: Auch in dieser Variante ist die SchmerzfreiZone entspannt und frei zugänglich. Sie können bequem liegen, sind sicher abgestützt und können sich auf die Rollbewegungen konzentrieren. Da Sie sich höher aufstützen, benötigen Sie mehr Haltekraft im linken Schulter-Armbereich, beziehungsweise trainieren diesen gleichzeitig. In dieser Variante erreichen Sie die Regionen der SchmerzfreiZone besser, die mehr Richtung Füße gelegen sind.

Ausführung: Legen Sie sich auf die linke Seite und stützen Sie Ihre linke Schulter mit dem linken Arm ab. Beginnen Sie in der Gesäßmitte und rollen Sie den Ball nun entlang des Gesäßes immer weiter zu den Außenseiten der Schmerzzone. Machen Sie das insbesondere an den druckempfindlichsten Stellen länger.

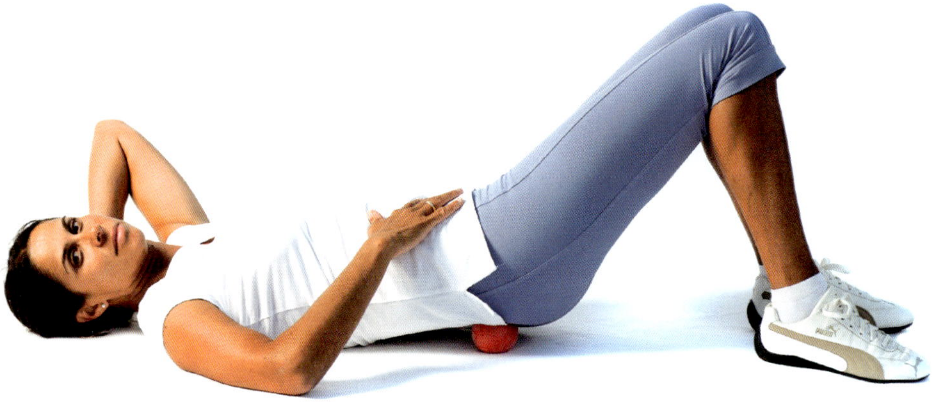

SchmerzfreiBallmassage Zone 1: Gesäß
Variante 3 in Rückenlage

Anwendung: Bei dieser Variante nutzen Sie die Schwerkraft, um den SchmerzfreiBall unter Druck auf der SchmerzfreiZone zu bewegen. Über die Funktion der SchmerzfreiBallmassage hinaus vermittelt sie durch die nötige Gesamtansteuerung des Rumpfes und der Beine ein gutes Körpergefühl, vor allem für den unteren Rumpfbereich. Bei dieser Variante ist es wichtig, auf unnachgiebigem, ebenen Untergrund zu üben, damit der Ball gut rollen kann und nicht einsinkt oder hängen bleibt.

Ausführung: Legen Sie sich auf den Rücken und stellen Sie die Beine auf. Platzieren Sie den Ball unter Ihrer Gesäßmitte und rollen ihn entlang der Zone, indem Sie Ihr Becken von links nach rechts oder kreisförmig bewegen. Um immer weiter zu den Außenseiten der Schmerzzone zu gelangen, stellen Sie Ihre Füße entsprechend um, oder Sie unterbrechen die Massage kurz und positionieren den Ball mit der rechten Hand an einer anderen Stelle. Machen Sie das insbesondere an den druckempfindlichsten Stellen länger.

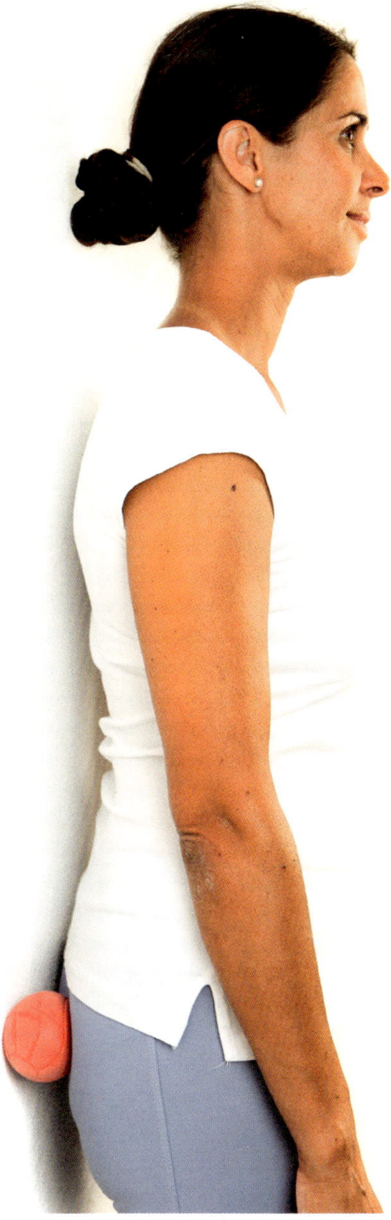

SchmerzfreiBallmassage Zone 1: Gesäß

Variante 4 im Stand

Anwendung: Bei dieser Variante nutzen Sie die Anlehnkraft an eine Wand, um den Ball unter Druck auf der SchmerzfreiZone zu bewegen. Über die Funktion der SchmerzfreiBallmassage hinaus vermittelt sie durch die nötige Gesamtansteuerung des Rumpfes und der Beine ein gutes Körpergefühl, vor allem für den unteren Rumpfbereich im Zusammenhang mit Beinbewegungen.

Ausführung: Stellen Sie sich an eine Wand. Platzieren Sie den Ball in Ihrer Gesäßmitte und rollen ihn entlang der Zone, indem Sie Ihr Becken von links nach rechts oder kreisförmig bewegen. Die wirksamen Bewegungen erreichen Sie, indem Sie die Verlagerung Ihres Gewichtes mit Beugungen in den Kniegelenken kombinieren. Um immer weiter zu den Außenseiten der Schmerzzone zu gelangen, stellen Sie Ihre Füße entsprechend um, oder Sie unterbrechen die Massage kurz und positionieren den Ball mit der rechten Hand an einer anderen Stelle. Speziell auf den besonders druckempfindlichen Stellen sollten Sie die Ballmassage länger ausführen.

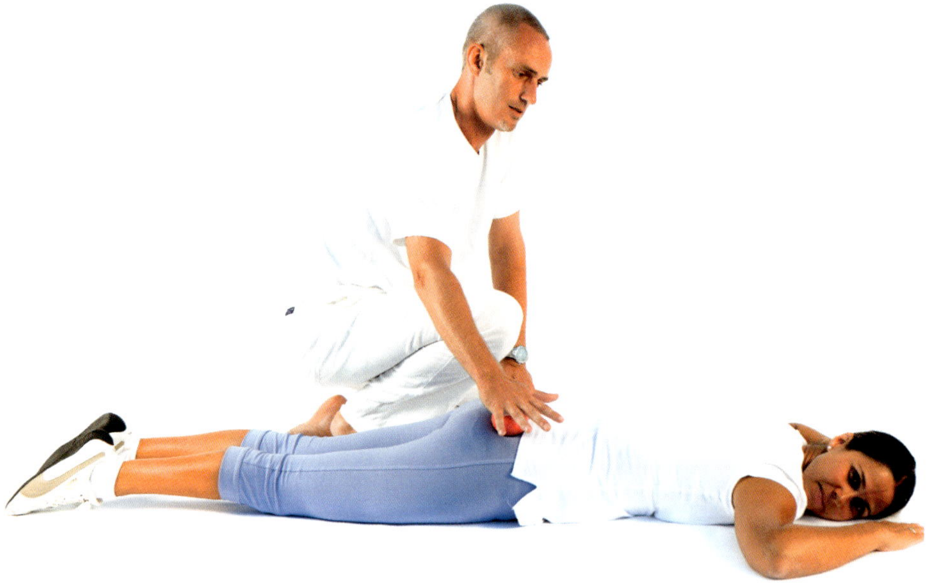

SchmerzfreiBallmassage Zone 1: Gesäß
Variante 5 mit Partner

Anwendung: Bei dieser Variante lassen Sie die SchmerzfreiMassage von einem Partner durchführen. Er positioniert sich so, dass Sie möglichst viel niedriger liegen als seine Schultern sich befinden, damit er die Schwerkraft für die Ballmassage nutzen kann. Liegen Sie beispielsweise auf einer hohen Liege, kann er Schwierigkeiten bekommen, da er die Anpresskraft über seine eigene Muskelkraft aufbauen muss. Optimalerweise liegen Sie auf dem Boden. Ihr Partner kann sich gegebenenfalls eine weiche Unterlage unter die Knie legen.

Ausführung: Legen Sie sich auf den Bauch und entspannen Sie sich. Ihr Partner beginnt nun in der Gesäßmitte und arbeitet sich, wie in den Eigenbehandlungsvarianten, bis zu den äußeren Bereichen der Schmerzzone vor. Vor allem auf den besonders druckempfindlichen Stellen soll er länger verweilen. Geben Sie ihm während der SchmerzfreiBallmassage regelmäßig Bescheid, damit er sofort weiß, wann der Rollschmerz zu groß ist oder wo er fester rollen kann, beziehungsweise einen kleineren oder härteren Ball nehmen sollte.

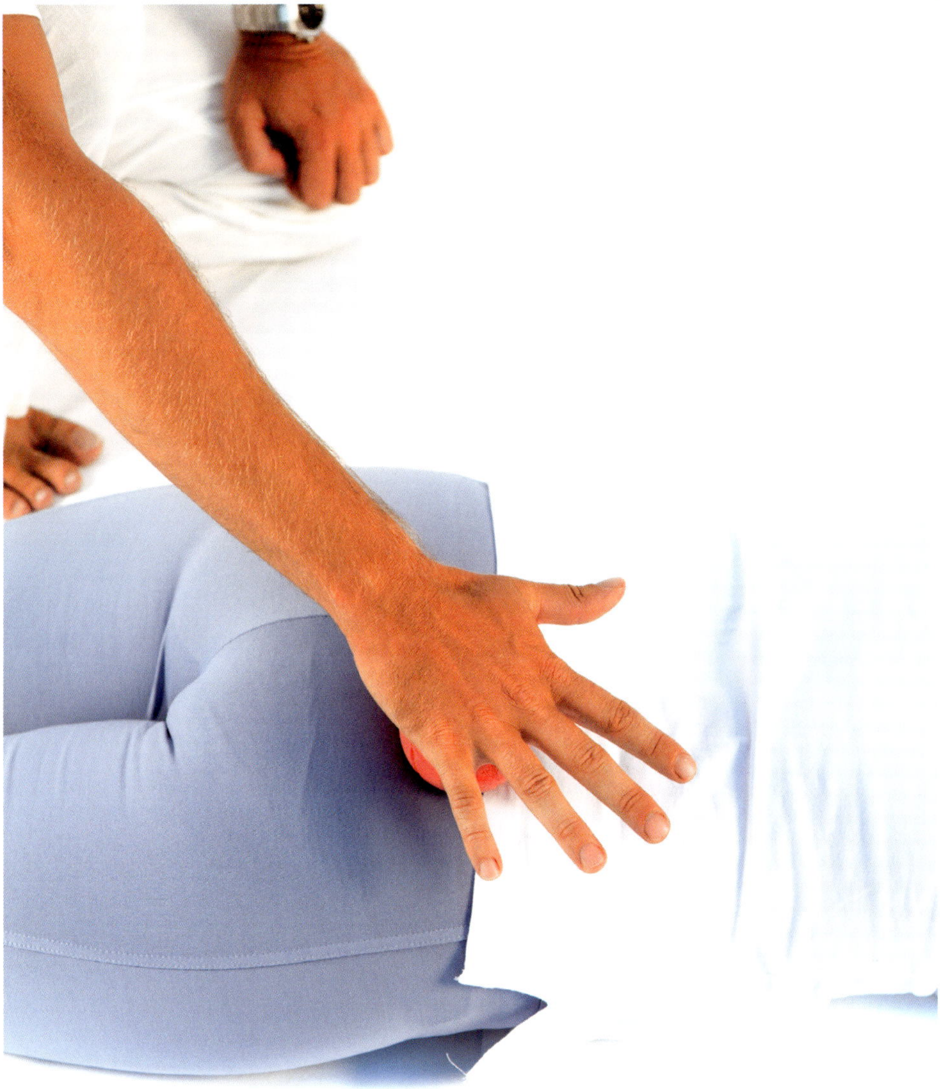

SchmerzfreiBallmassage Zone 2: **Oberschenkel**

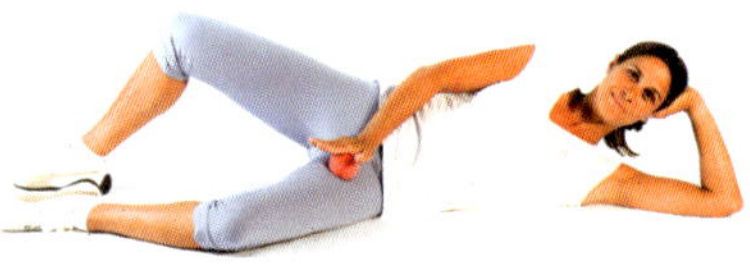

Variante 1: In Seitenlage
Seite 86

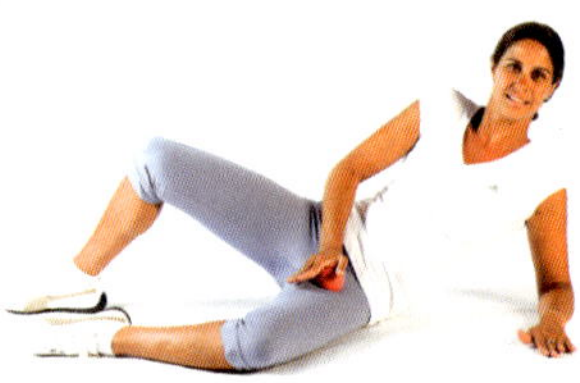

Variante 2: In Seitenlage aufgestützt
Seite 87

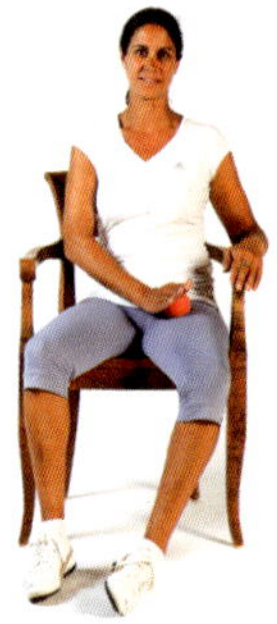

Variante 3: Im Sitzen
Seite 88

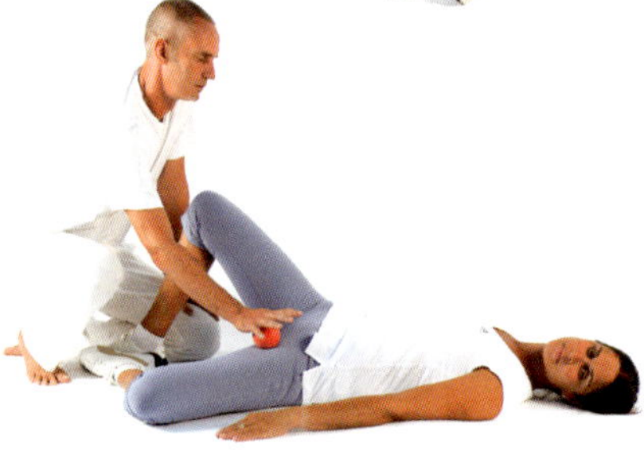

Variante 4: Mit Partner
Seite 89

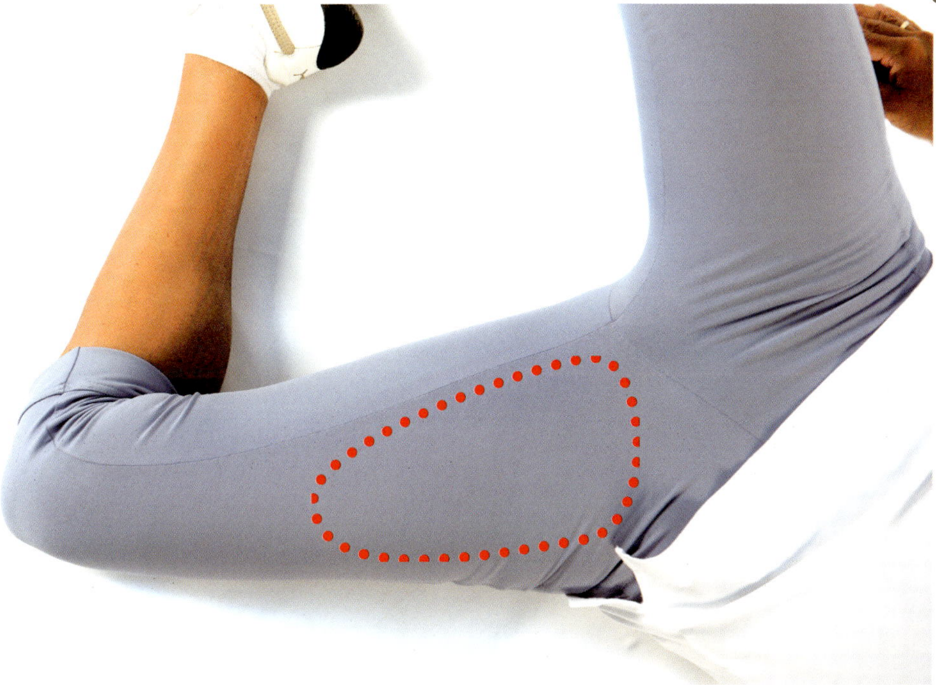

SchmerzfreiZone 2: Oberschenkel

Diese SchmerzfreiZone umfasst die mittleren Bereiche zwischen den Vorder- und Innenseiten der Oberschenkel. Es empfehlen sich kleinere kreisende Bewegungen oder Längsbewegungen.

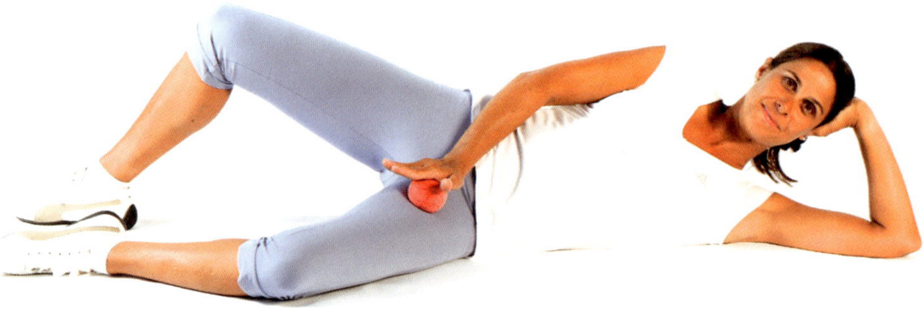

SchmerzfreiBallmassage Zone 2: Oberschenkel
Variante 1 in Seitenlage

Anwendung: Diese Variante ist eine gute Grundposition, in der die SchmerzfreiZone entspannt und frei zugänglich ist. Sie können bequem liegen, sind sicher abgestützt und können sich auf die Rollbewegungen konzentrieren.

Ausführung: Legen Sie sich auf die linke Seite und stützen Sie Ihren Kopf mit der linken Hand ab. Sie können dazu auch ein geeignetes Kissen verwenden. Beginnen Sie weiter unten zum Knie hin und arbeiten Sie sich hoch, Richtung Schritt. Oder beginnen Sie in der Nähe des Schritts und arbeiten sich nach unten, Richtung Knie. Länger insbesondere auf den druckempfindlichsten Stellen.

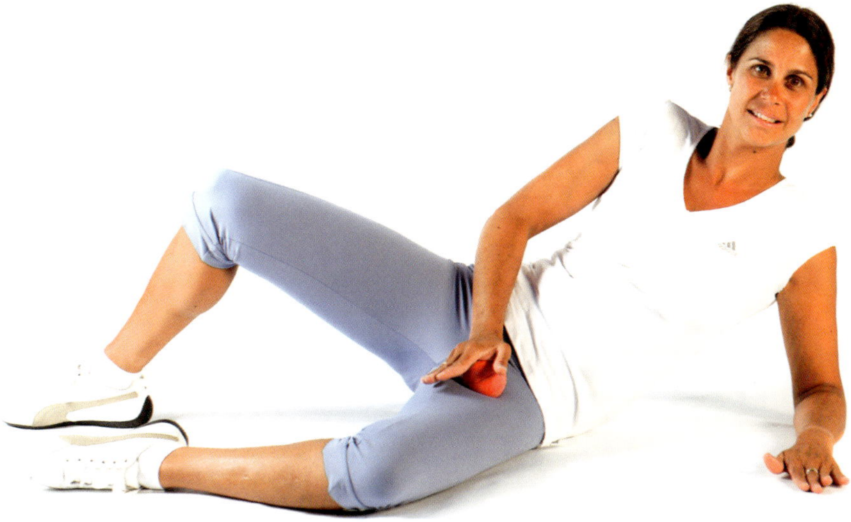

SchmerzfreiBallmassage Zone 2: Oberschenkel
Variante 2 in Seitenlage, aufgestützt

Anwendung: Auch in dieser Variante ist die SchmerzfreiZone entspannt und frei zugänglich. Sie können bequem liegen, sind sicher abgestützt und können sich auf die Rollbewegungen konzentrieren. Da Sie sich höher aufstützen, benötigen Sie mehr Haltekraft im linken Schulter-Armbereich, beziehungsweise trainieren diesen gleichzeitig. Wählen Sie diese Variante, wenn Sie so leichter an den unteren Bereich der SchmerzfreiZone kommen.

Ausführung: Legen Sie sich auf die linke Seite und stützen Sie Ihre linke Schulter mit dem linken Arm ab. Beginnen Sie wieder weiter untem, zum Knie hin und arbeiten Sie sich hoch, Richtung Schritt. Oder beginnen Sie in der Nähe des Schritts und arbeiten sich nach unten, Richtung Knie vor. Die druckempfindlichsten Stellen sollten länger mit der SchmerzfreiBallmassage behandelt werden.

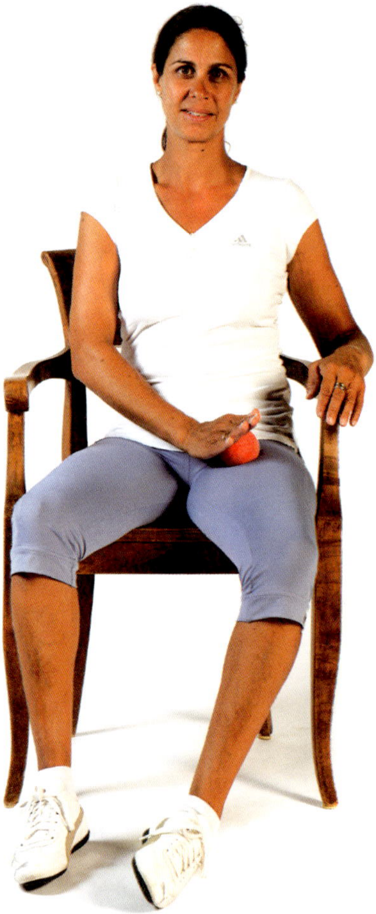

SchmerzfreiBallmassage Zone 2: Oberschenkel
Variante 3 im Sitzen

Anwendung: Auch in dieser Variante ist die SchmerzfreiZone entspannt und frei zugänglich. Sie können bequem sitzen, sind sicher abgestützt und können sich auf die Rollbewegungen konzentrieren. Wählen Sie diese Variante, wenn Sie während der Eigenbehandlung keine Gelegenheit zum Liegen haben.

Ausführung: Setzen Sie sich auf einen Stuhl und lassen Sie das betreffende Bein nach außen fallen, so dass Sie die SchmerzfreiZone gut erreichen können. Beginnen Sie wieder entweder unten in Knienähe und arbeiten Sie sich hoch Richtung Schritt, oder beginnen Sie in der Nähe des Schritts und arbeiten sich nach unten, Richtung Knie. Verweilen Sie insbesondere auf den druckempfindlichsten Stellen.

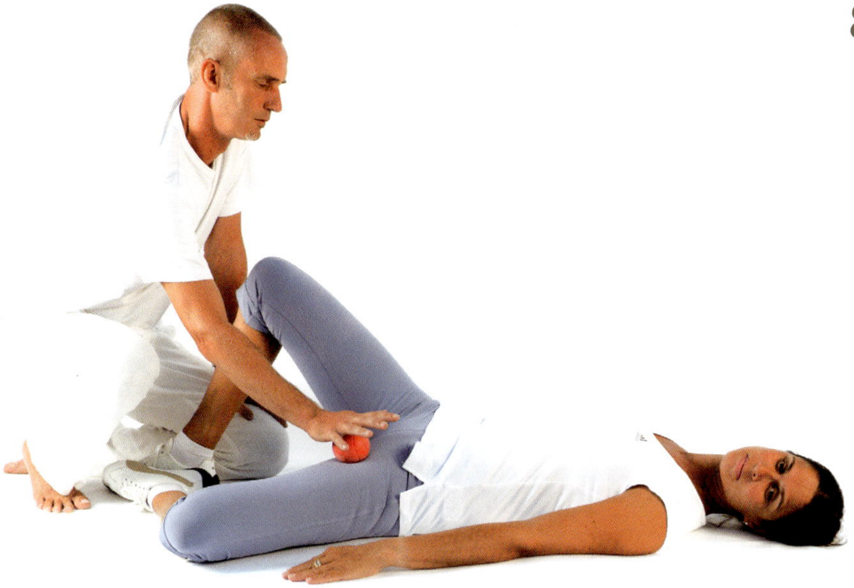

SchmerzfreiBallmassage Zone 2: Oberschenkel
Variante 4 mit Partner

Anwendung: Für diese Variante mit Partner verwenden wir ebenfalls die Rückenlage, in der die SchmerzfreiZone entspannt und frei zugänglich ist. Wichtig ist, dass Sie bequem liegen, und das Knie fest am Boden ist, damit Sie nicht gegenhalten müssen und völlig entspannen können.

Ausführung: Legen Sie sich bequem auf den Rücken. Stellen Sie Ihr rechtes Bein auf und legen Sie das linke Knie am Boden ab. Falls das nicht leicht geht, lassen Sie Ihr rechtes Knie so weit wie nötig nach links sinken. Ihren Kopf können Sie zusätzlich mit einem geeigneten Kissen unterstützen. Der Partner wählt eine bequeme Position und beginnt entweder unten, in Knienähe und arbeitet sich hoch in Richtung Schritt, oder er beginnt in der Nähe des Schritts und arbeitet sich nach unten, Richtung Knie vor. Er soll mit kleinen Kreisbewegungen vor allem auf den besonders druckempfindlichen Stellen verweilen. Melden Sie sich währenddessen zu Wort, damit er sofort weiß, wann der Rollschmerz zu groß ist, oder wo er fester rollen kann, beziehungsweise einen kleineren oder härteren Ball nehmen sollte.

SchmerzfreiBallmassage Zone3: **Bauch**

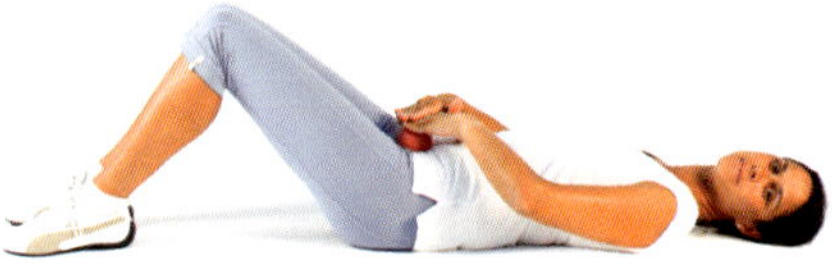

Variante 1: In Rückenlage

Seite 92

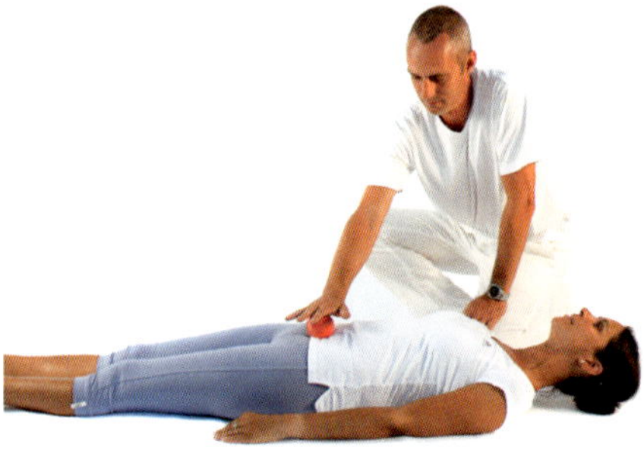

Variante 2: Mit Partner

Seite 93

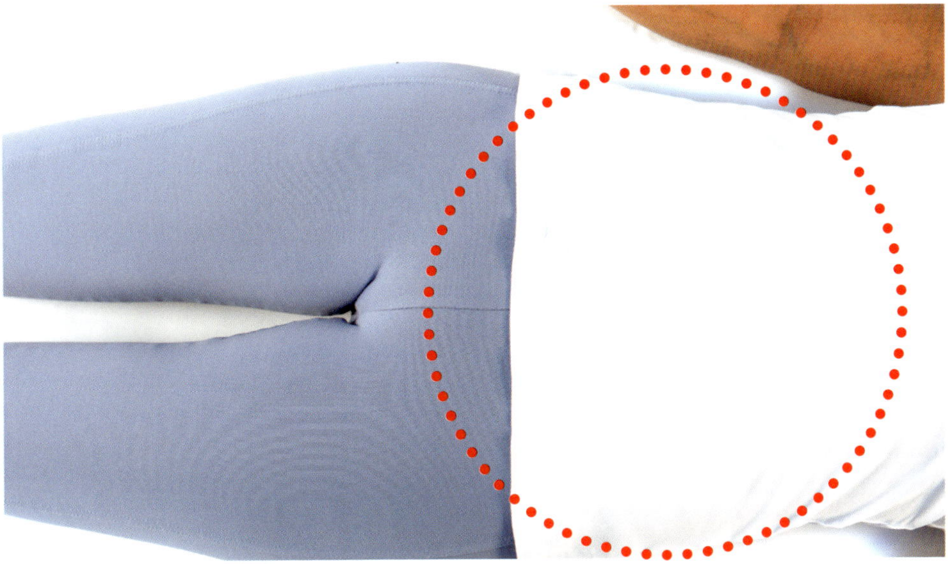

SchmerzfreiZone 3: Bauch

Diese SchmerzfreiZone umfasst den gesamten Bauch, inklusive der begrenzenden knöchernen Strukturen des Schambeins, der seitlichen Darmbeine und der Rippenbögen. Im Bauchbereich empfehlen sich normalerweise eher kreisende Bewegungen, am Schambein, entlang des seitlichen Darmbeins und an den Rippenbögen, eher Längs- beziehungsweise Querbewegungen.

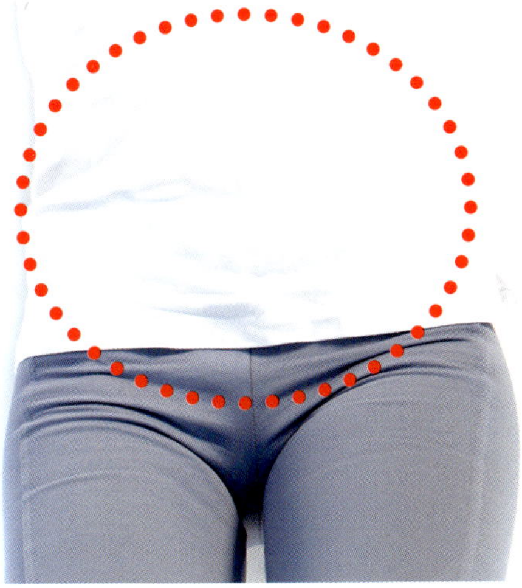

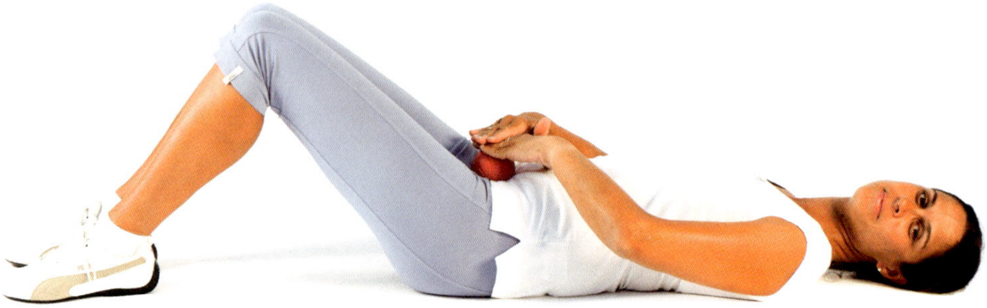

SchmerzfreiBallmassage Zone 3: Bauch
Variante 1 in Rückenlage

Anwendung: Diese Variante ist eine gute Grundposition, in der die SchmerzfreiZone entspannt und frei zugänglich ist. Sie können bequem liegen, sind sicher abgestützt und können sich auf die Rollbewegungen konzentrieren. Durch die aufgestellten Beine, wird die Vorspannung der Bauchdecke etwas minimiert, so dass Sie mit geringerer Kraft mehr auf das Gewebe einwirken können.

Ausführung: Legen Sie sich auf den Rücken und stellen Sie die Beine auf. Ihren Kopf können Sie zusätzlich mit einem geeigneten Kissen unterstützen. Beginnen Sie in der Bauchmitte und rollen Sie den Ball immer mehr von der Mitte nach außen. Dort rollen Sie mit geeigneten Bewegungen die begrenzenden Knochenstrukturen ab. Verweilen Sie mit kleinen Kreisbewegungen länger auf den besonders druckempfindlichen Stellen.

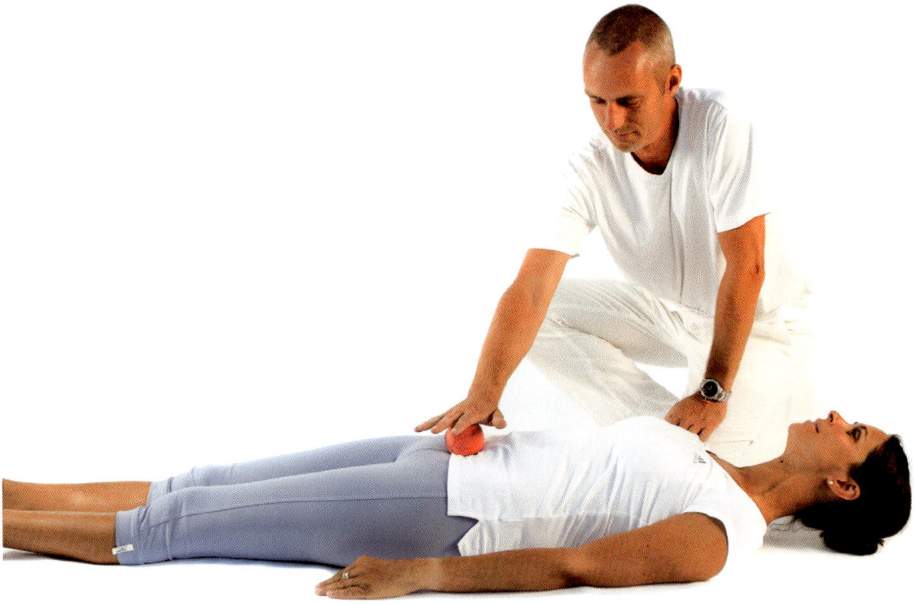

SchmerzfreiBallmassage Zone 3: Bauch
Variante 2 mit Partner

Anwendung: Für diese Variante mit Partner verwenden wir ebenfalls die Rückenlage, in der die SchmerzfreiZone entspannt und frei zugänglich ist. Durch die ausgestreckten Beine kann es sein, dass eine kleine Vorspannung entsteht. Falls das der Fall ist, unterlegen Sie bitte die Kniekehlen mit einem Kissen oder einer weichen Rolle. Dadurch, dass die Knie deutlich tiefer liegen, hat Ihr Partner mehr Platz für die SchmerzfreiBallmassage.

Ausführung: Legen Sie sich bequem auf den Rücken. Ihren Kopf können Sie zusätzlich mit einem geeigneten Kissen unterstützen. Der Partner wählt eine geeignete Position. Er beginnt in der Bauchmitte zu rollen und wandert immer mehr von der Mitte nach außen. Dort rollt er mit geeigneten Bewegungen die begrenzenden Knochenstrukturen ab. Er soll mit kleinen Kreisbewegungen insbesondere auf den druckempfindlichsten Stellen verweilen. Kommunizieren Sie während der SchmerzfreiBallmassage gut mit ihm, damit er sofort weiß, wann der Rollschmerz zu groß ist, oder wo er fester rollen kann, beziehungsweise einen kleineren oder härteren Ball nehmen sollte.

SchmerzfreiBallmassage Zone 4: **Rücken**

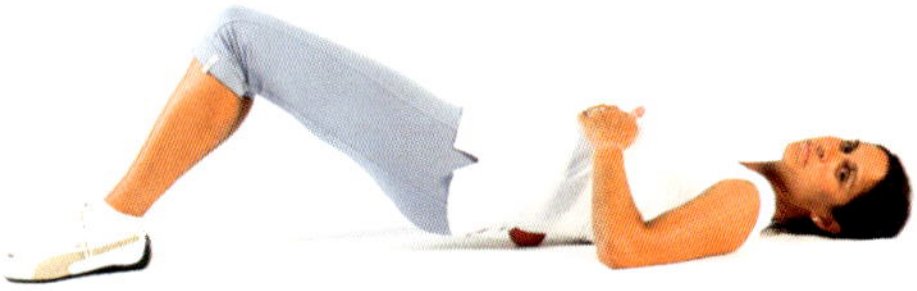

Variante 1: In Rückenlage
Seite 96

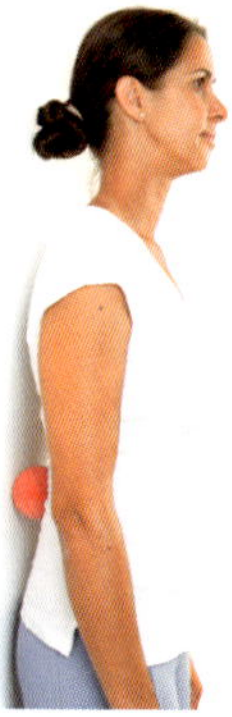

Variante 2: Im Stand
Seite 97

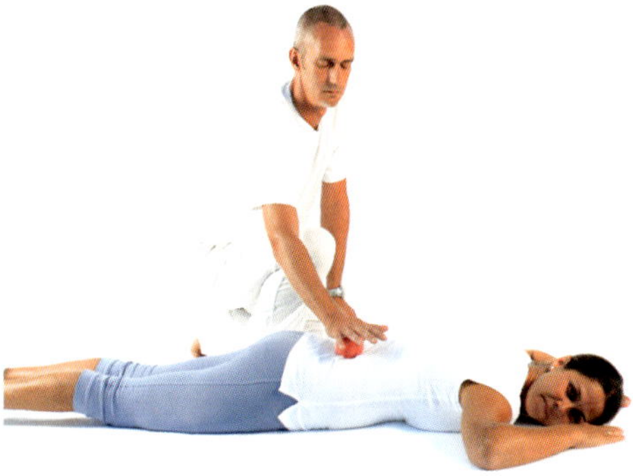

Variante 3: Mit Partner
Seite 98

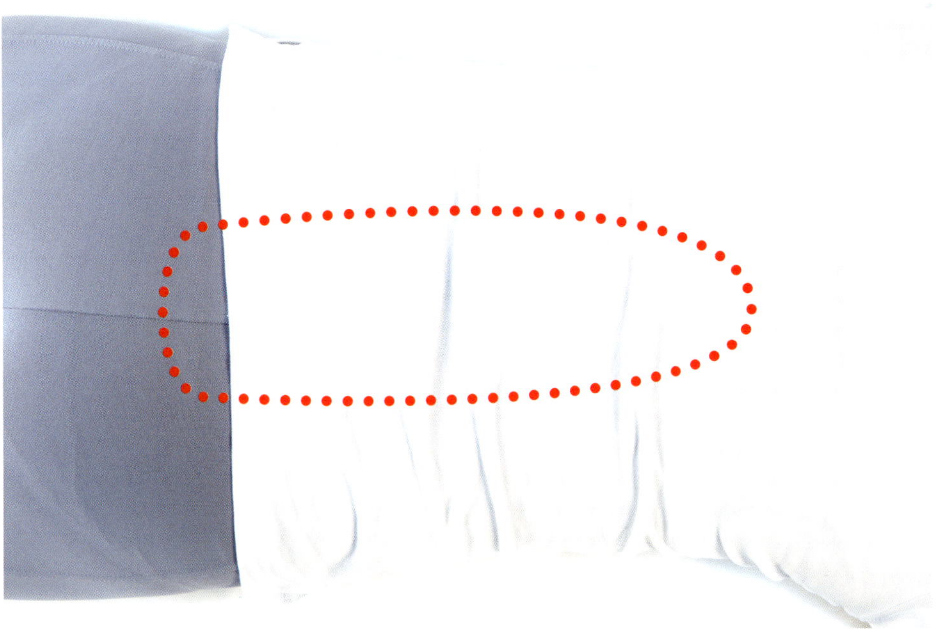

SchmerzfreiZone 4: Rücken

Diese SchmerzfreiZone umfasst die gesamte Lendenwirbelsäule, vom hinteren Rippenbogen bis zum Kreuzbein. Es empfehlen sich, nach unserer Erfahrung, entweder kleine kreisende Bewegungen, oder Längs- beziehungsweise Querbewegungen, die sich von oben nach unten - oder umgekehrt - verschieben.

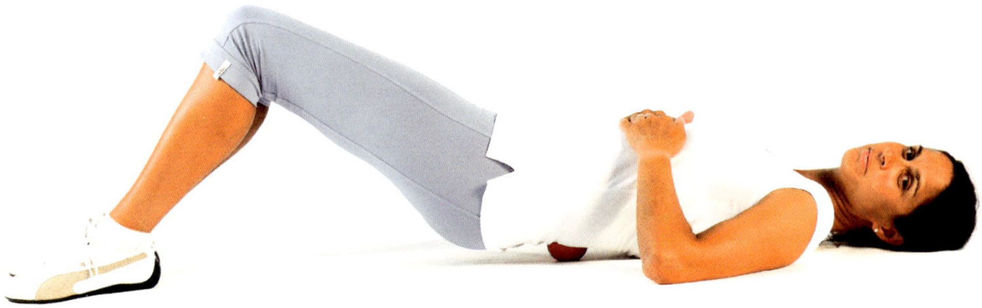

SchmerzfreiBallmassage Zone 4: Rücken
Variante 1 in Rückenlage

Anwendung: Bei dieser Variante nutzen Sie die Schwerkraft, um den Ball unter Druck auf der SchmerzfreiZone zu bewegen. Über die Funktion der SchmerzfreiBallmassage hinaus vermittelt sie durch die nötige Gesamtansteuerung des Rumpfes und der Beine ein gutes Körpergefühl, vor allem für den unteren Rumpfbereich. Bei dieser Variante ist es wichtig, auf unnachgiebigem, ebenen Untergrund zu üben, damit der Ball gut rollen kann und nicht einsinkt oder hängen bleibt.

Ausführung: Legen Sie sich auf den Rücken und stellen Sie die Beine so auf, dass sie den unteren Rücken gut bewegen können. Platzieren Sie den Ball unter Ihrer Gesäßmitte und rollen ihn entlang der Zone, indem Sie Ihr Becken von links nach rechts, von oben nach unten oder kreisförmig bewegen. Um sich an der Wirbelsäule entlang zu arbeiten, stellen Sie Ihre Füße entsprechend um, oder Sie unterbrechen die Massage kurz und positionieren den Ball an einer anderen Stelle. Verweilen Sie insbesondere auf den Stellen, die am druckempfindlichsten sind.

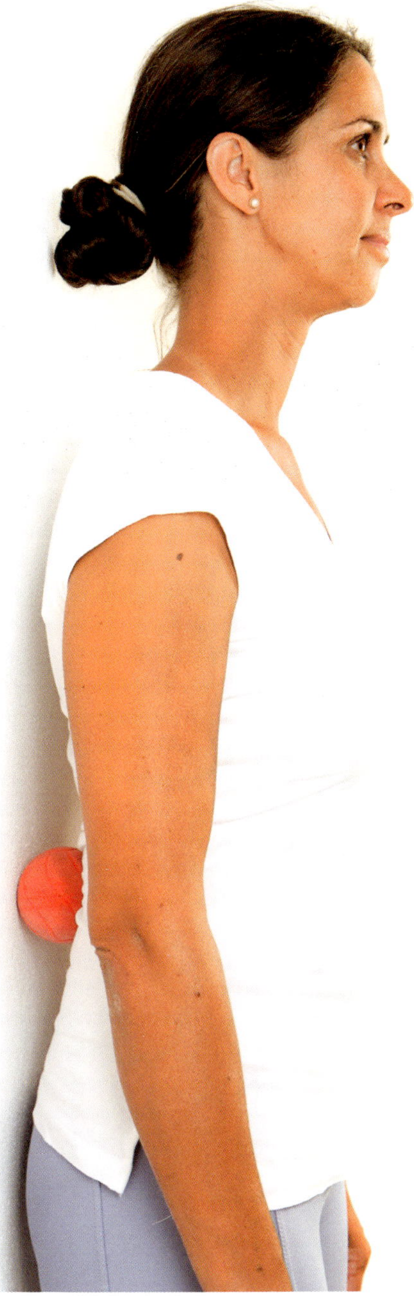

SchmerzfreiBallmassage Zone 4: Rücken
Variante 2 im Stand

Anwendung: Bei dieser Variante nutzen Sie die Anlehnkraft an eine Wand, um den Ball unter Druck auf der SchmerzfreiZone zu bewegen. Über die Funktion der SchmerzfreiBallmassage hinaus vermittelt sie durch die nötige Gesamtansteuerung des Rumpfes und der Beine ein gutes Körpergefühl, vor allem für den unteren Rumpfbereich im Zusammenhang mit Beinbewegungen.

Ausführung: Stellen Sie sich an eine Wand. Platzieren Sie den Ball im Bereich der Schmerzfreizone 3 und rollen ihn entlang der Lendenwirbelsäule, indem Sie Ihr Becken von links nach rechts oder kreisförmig bewegen. Die wirksamen Bewegungen erreichen Sie, indem Sie die Verlagerung Ihres Gewichtes mit Beugungen in den Kniegelenken kombinieren. Um sich immer weiter an der Wirbelsäule entlang arbeiten zu können, stellen Sie Ihre Füße entsprechend um, oder Sie unterbrechen die Massage kurz und positionieren den Ball mit der Hand an einer anderen Stelle.
Machen Sie das insbesondere an den druckempfindlichsten Stellen länger.

SchmerzfreiBallmassage Zone 4: Rücken
Variante 3 mit Partner

Anwendung: Bei dieser Variante lassen Sie die SchmerzfreiBallmassage von einem Partner durchführen. Er positioniert sich wieder so, dass Sie möglichst viel niedriger liegen, als seine Schultern sich befinden, damit er die Schwerkraft für die Ballmassage nutzen kann. Optimalerweise liegen Sie auf dem Boden. Ihr Partner kann sich gegebenenfalls eine weiche Unterlage unter die Knie legen.

Ausführung: Legen Sie sich auf den Bauch und entspannen Sie sich. Ihr Partner beginnt nun am oberen oder unteren Ende der Lendenwirbelsäule und arbeitet sich, wie in den Eigenbehandlungsvarianten, langsam nach oben oder nach unten. Vor allem auf den besonders druckempfindlichen Stellen soll er länger verweilen. Sprechen Sie während der SchmerzfreiBallmassage mit ihm, damit er sofort weiß, wann der Rollschmerz zu groß ist, oder wo er fester rollen kann, beziehungsweise einen kleineren oder härteren Ball nehmen sollte.

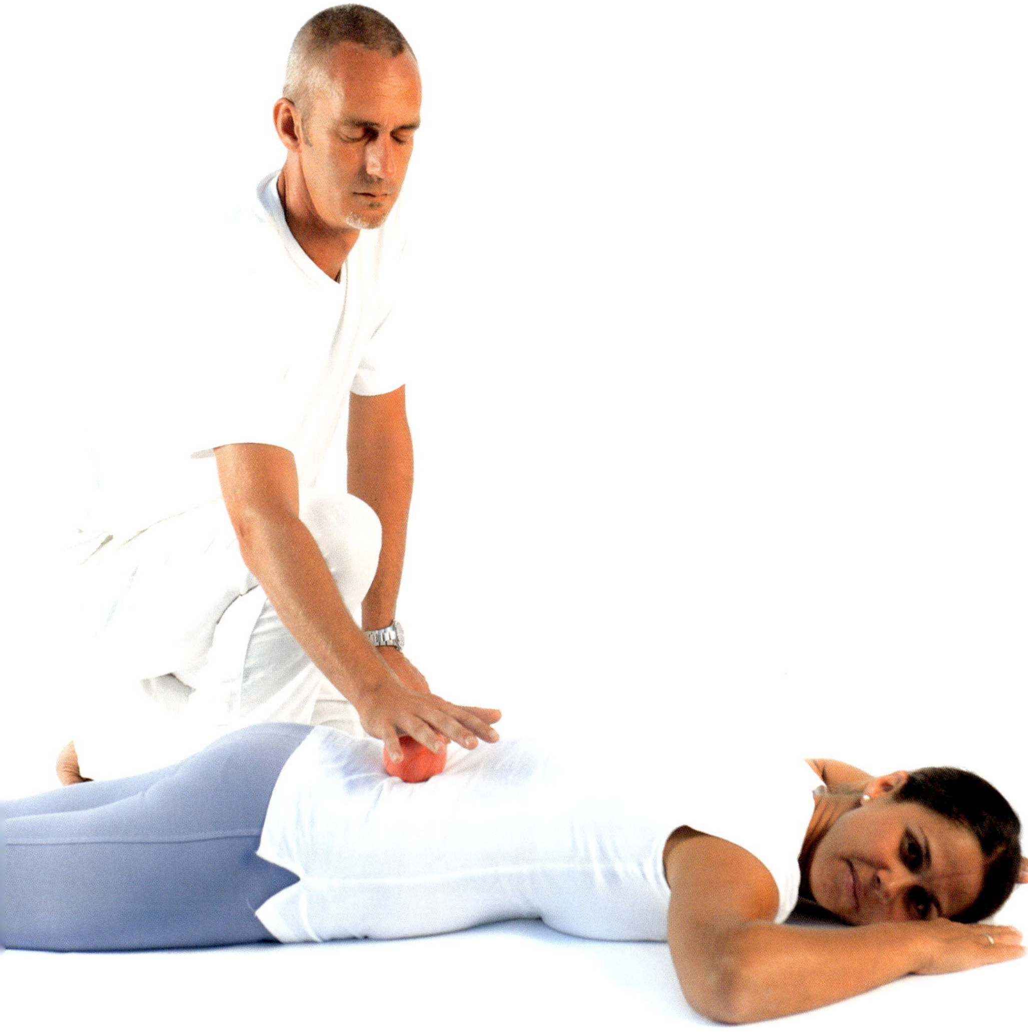

Werden Sie aktiv: Ihre SchmerzfreiÜbungen

Sie werden positiv süchtig werden:
Übung macht den „SchmerzfreiMeister“!

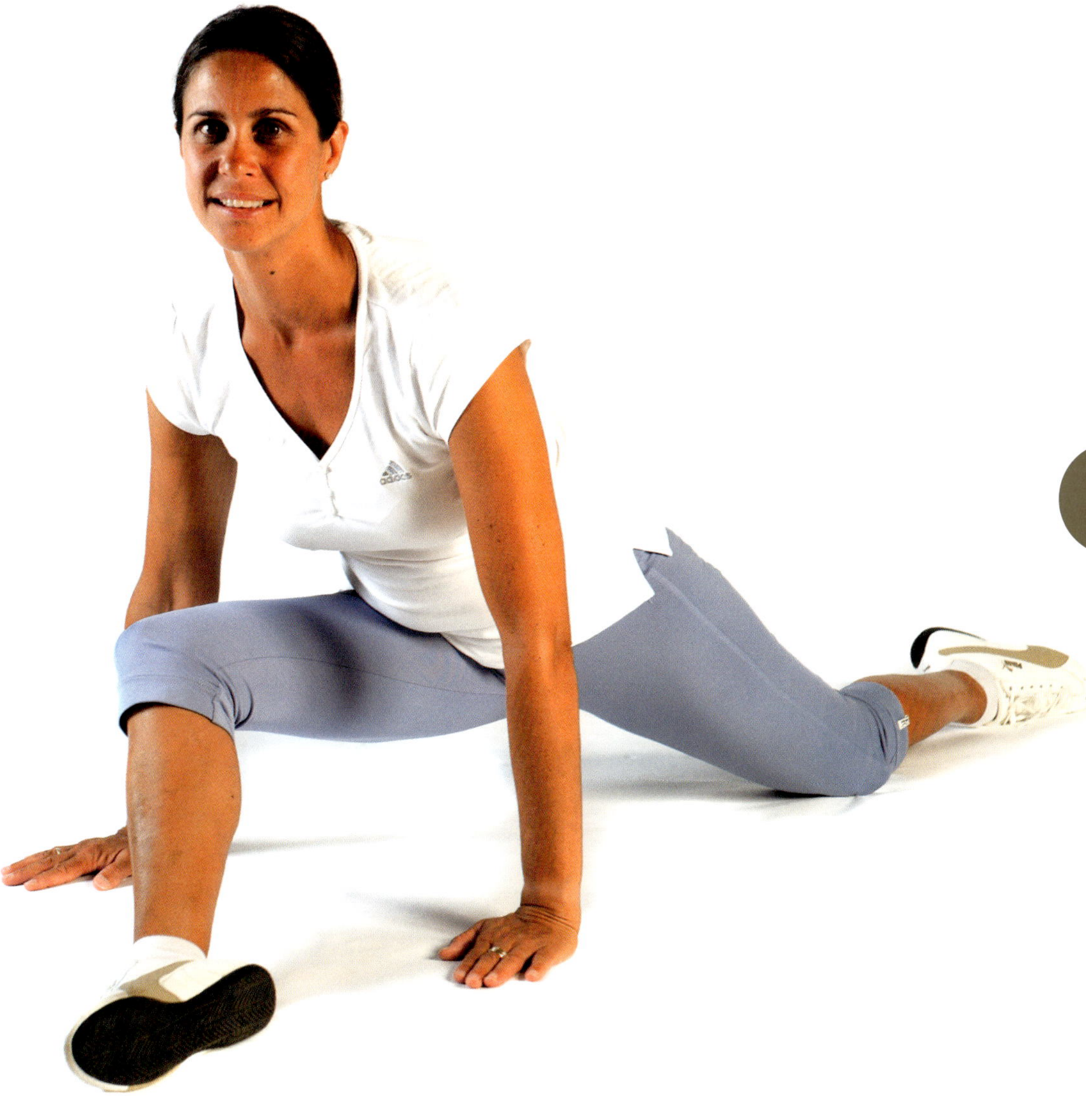

So wirken die SchmerzfreiÜbungen!

Die SchmerzfreiÜbungen führen die gesunde „Neuprogrammierung" der Muskeln und des Bindegewebes durch, nachdem die „kranken" alten Programme von Ihnen selbst durch die SchmerzfreiBallmassage oder beim LnB Schmerztherapeuten mit der SchmerzpunktPressur gelöscht wurden. Es empfiehlt sich deswegen, die Übungen im Anschluss an die Ballmassage durchzuführen. So nutzen Sie den Zeitraum, für den die Muskeln durch die Beeinflussung der AlarmSchmerzRezeptoren auf Entspannung geschaltet wurden. In dieser Phase der Entspannung fällt es leichter, die SchmerzfreiÜbungen durchzuführen. Zum Einen weil es nicht oder wesentlich weniger schmerzt. Zum anderen weil die Muskulatur deutlich mehr dazu bereit ist, den Dehnimpulsen nachzugeben.

Das Wichtige bei den Übungen ist die mechanische Verlängerung der gesamten Struktur, die in dieser Position in der Bewegung nachgeben muss. Die Faszien, das Bindegewebe, die Gefäße, Nerven und schließlich die Haut – all das wird durch die SchmerzfreiÜbungen an die neue Länge gewöhnt. Dabei passieren gewaltige Veränderungen im Körper. Allein der Informationsfluss aller Rezeptoren über die neuen Belastungen sprengt die Rechenkapazität jedes Großrechners.

Biophysikalische Effekte, biochemische Veränderungen, erhöhter Blutfluss vor allem im Kapillarsystem, erhöhter Lymphfluss, bessere Leitfähigkeit der Nerven, Abbau von als Spannungszuständen abgespeicherter psychischer Traumata – keine Funktionsebene des Körpers und des Geistes bleibt von diesen Maßnahmen unbeeinflusst.

Die körperlichen Fertigkeiten, die bei häufigerer Anwendung der SchmerzfreiBallmassage schon zugenommen haben, werden nun weiter verbessert. Die gesamte Wahrnehmung des Körpers, die heute bei vielen Menschen sehr verkümmert ist, wird systematisch gesteigert. Das Problem der fehlenden Körperwahrnehmung ist den meisten Menschen heute gar nicht bewusst. Viele spüren ihren Körper nur noch wenn er sehr verspannt ist oder schmerzt. Patienten - meist Frauen - die darüber klagen „sich nicht mehr zu spüren", fehlt einfach das bewusste Ansteuern Ihres Körpers.

Die Ausführung der SchmerzfreiÜbungen zwingt Sie durch das bewusste Einrichten der verschiedenen Dehnungspositionen automatisch dazu, sich mit Ihrem Körper auseinander zu setzen. Die „Leitungen" sind immer vorhanden - wenn sie nicht operativ oder unfallbedingt durchschnitten oder entfernt wurden. Nur der Informationsfluss fand vielleicht seit Jahren oder Jahrzehnten nur noch eingeschränkt statt. Sobald er wieder einsetzt, blüht ihr Körper auf.

Dies geht weit über das Ziel der lange anhaltenden Schmerzfreiheit hinaus. Wenn Sie die Effekte erleben, werden Sie süchtig werden, dieses Wohlgefühl am ganzen Körper zu erleben. Sie werden die mentale Ausgeglichenheit, die sich durch die muskuläre Ausgeglichenheit einstellt, immer mehr als Normalzustand erleben wollen. Ältere und alte Menschen schaffen es häufig, sich wieder selbst versorgen zu können.

„So gut habe ich mich noch nicht einmal im Alter von 50 Jahren gefühlt", ist eine Aussage, die wir nicht selten von Patientinnen oder Patienten hören, die 70 Jahre oder sogar weit älter sind.

So setzen Sie die SchmerzfreiÜbungen ein

Je nach Ihren Bedürfnissen gibt es ganz unterschiedliche Möglichkeiten, die SchmerzfreiÜbungen einzusetzen. Bei Schmerzen oder deutlichen Verspannungen sollten Sie zunächst versuchen, ob Sie sich mit der SchmerzfreiBallmassage Linderung verschaffen können. Wenn das gelingt, ist die Wahrscheinlichkeit sehr hoch, dass es sich um AlarmSchmerzen handelt, die Sie mit den SchmerzfreiÜbungen dauerhaft beseitigen können.

Bei leichten Rückenschmerzen oder Verspannungen im unteren Bereich dürfen Sie sehr vorsichtig mit den einfachen Varianten der beschriebenen SchmerzfreiÜbungen versuchen, ob Sie sich Erleichterung verschaffen können. Gehen Sie in diesem Fall sehr sanft in die Übungen hinein. Es kann Ihnen zwar nichts passieren, denn auch bei den Übungen halten Sie sich natürlich an die schon beschriebene Schmerzskala, aber es könnte sonst zu Erstverschlimmerungen kommen. Diese Erstverschlimmerungen entstehen dadurch, dass Muskeln die über lange Zeiträume völlig überfordert waren gegen Ihre „Umprogrammierung" protestieren. Dies dauert im Normalfall nur etwa einen Tag und ist nicht weiter schlimm. Wenn Sie als Laie solche Überreaktionen aber nicht einschätzen können, sollten sie besser vermieden werden. Selbstverständlich sollten Sie sofort einen unserer Therapeuten oder Ihren Arzt aufsuchen, wenn Sie den geringsten Zweifel daran haben, ob Ihre Schmerzen wirklich zu den muskulär verursachten AlarmSchmerzen gehören.

Waren Sie bei einem unserer Schmerztherapeuten, dann haben Sie von ihm nach der erfolgreichen Behandlung die speziellen therapeutischen EngpassDehnungen gezeigt bekommen. Mit den hier beschriebenen SchmerzfreiÜbungen stehen Ihnen noch mehr Ausführungsmöglichkeiten zur Verfügung. Sie dürfen die SchmerzfreiÜbungen jederzeit mit den Engpassdehnungen kombinieren und deren weiterführenden Schritte bei den hier gezeigten Varianten verwenden.

Langsames, bewusstes Bewegen kann nicht zu Verletzungen führen

Sie können die hier gezeigten Übungen ohne Bedenken ausführen, wenn Sie zwei Voraussetzungen konsequent erfüllen.

Bei der ersten geht es um die Geschwindigkeit. Sie dürfen sich nur langsam in die Dehnposition hinein bewegen. Selbstverständlich noch langsamer wenn Sie schon geschädigt sind, Bandscheibenvorfälle haben, operiert sind, Wirbelversteifungen eingebaut bekamen, künstliche Bandscheiben eingesetzt wurden oder mehr oder weniger schwere Unfälle passierten. Vor allem nach Operationen sollten Sie sich die Erlaubnis für Dehnübungen von Ihrem Arzt einholen. Verbietet ein Arzt solche Übungen, dann fragen Sie einen anderen. Oft erlaubt dieser sie Ihnen dann. In gemäßigter Geschwindigkeit würde Ihr Körper Sie sofort mit dem AlarmSchmerz von Positionen abhalten, die so belastend wären, dass Schädigungen passieren.

Bei der zweiten geht es um das bewusste Wahrnehmen Ihres Körpers und seiner Schmerzempfindungen. Wenn Sie sich an die Skala halten und der Wert Ihres durch die Bewegung oder Dehnung ausgelösten Schmerzes unter 10 bleibt, dann kann keine Schädigung ausgelöst werden.

Das ist bei den SchmerzfreiÜbungen zu beachten!

Diese Ausführungseinzelheiten beachten Sie bitte bei allen SchmerzfreiÜbungen, um bestmögliche Ergebnisse zu erzielen und Überbeanspruchungen oder Verletzungen zu verhindern.

Bewegen Sie sich bei den Übungen immer langsam und bewusst. Dann warnt Sie der Körper immer, wenn Sie eine Belastungsgrenze zu überschreiten drohen. Die einzige Möglichkeit, sich Verletzungen zuzufügen ist, dass Sie sich so schnell bewegen, dass die Verletzung schon eintritt wenn Sie gerade den Warnschmerz spüren und nicht mehr abbrechen können. Bei langsamer Ausführung der Bewegungen ist es so gut wie unmöglich, sich zu verletzen. Natürlich darf Ihre Wahrnehmungsfähigkeit nicht durch Arzneimittel, Alkohol, Drogen oder entsprechende Krankheiten eingeschränkt sein.

Gehen Sie langsam in die beschriebenen Dehnungspositionen und suchen Sie zunehmende Spannung, die irgendwann ein leichter Schmerz, dann ein deutlicher ist. Es ist wichtig, dabei Folgendes zu beachten: Die Dehnung muss ein bisschen schmerzen, aber nur so, dass Sie sich wohl dabei fühlen. Man spricht hier wie bei der im letzten Kapitel schon beschriebenen Schmerzskala vom Wohlfühl-Schmerz oder angenehmen Schmerz, der positiv besetzt ist. Nutzen Sie wieder eine Wahrnehmungs-Skala, die von 1 bis 10 reicht. 1 heißt Sie merken gar nichts außer der Berührung selbst. 10 heißt, es schmerzt so, dass Sie negativ gequält sind, sich überbeansprucht fühlen, vielleicht einen Schweißausbruch bekommen, gereizt werden, Ärger über diese Zumutung empfinden, dass Sie einen starken Drang haben, die Übung sofort abzubrechen. All das darf nicht sein und ist auch nicht nötig, um optimale Fortschritte zu erzielen. Ganz im Gegenteil werden solche negativen Empfindungen dazu führen, dass Sie das Gegenteil von dem erreichen, was die Übung bewirken soll: Sie werden eher verspannen als nachgeben. Außerdem besteht die Gefahr, dass Sie die Übung zu früh abbrechen oder nach kurzer Zeit überhaupt nicht mehr machen.

Spüren Sie also beim langsamen Einnehmen der Positionen in sich hinein und eichen Sie mehr und mehr Ihre Wahrnehmungs-Skala. Innerhalb von wenigen Tagen werden Sie immer sicherer Ihre optimale Position finden, in der Sie einen Wert zwischen 8 und 9,5 fühlen sollten. Je unsicherer Sie sind, je mehr Befürchtungen Sie haben sich zu schädigen, je mehr Schädigungen schon vorliegen, je mehr Operationen Sie hinter sich haben, umso niedriger sollten Sie im Wert bleiben. Auch bei 5 bis 8 haben Sie schon positive Effekte. Mit jedem Tag werden Sie sicherer und diffuse Befürchtungen werden durch klares Wahrnehmen Ihrer wirklichen Möglichkeiten ersetzt. Und bitte realisieren Sie einen sehr wichtigen Punkt: Hören Sie nur auf sich selbst! Nur Sie wissen, was Sie

Kurzleitfaden SchmerzfreiÜbungen

Anwendung

- **Erster Schritt zur Neuprogrammierung der Muskeln**
- **Nach der Schmerzpunktpressur oder der SchmerzfreiBallmassage**
- **Gezieltes „Gängigmachen" verlorener Bewegungswinkel**
- **Zum direkten „Auflösen" leichterer Schmerzzustände**

Zu beachten

- **Ausreichend Zeit und Ruhe nehmen**
- **Übungsschmerz darf die Werte 9 bis 9,5 nicht übersteigen**
- **Varianten wählen, deren Position noch sicher eingenommen werden kann**
- **1 bis 2 Male täglich an 3 bis 6 Tagen die Woche üben**
- **Bei Rumpfschmerzen beidseitig, bei Extremitätenschmerzen einseitig üben**

Durchführung

- **Möglichst exakt die Position einnehmen**
- **Langsam in die Position gehen**
- **1,5 bis 2 Minuten in der Position verharren und langsam steigern**
- **Langsam die Position verlassen, durch freies Bewegen normalisieren**

tun oder lassen sollen, weil nur Sie allein Ihren Körper wahrnehmen können. Kein anderer, ob Professor, Arzt, Heilpraktiker, Physio- oder irgendein anderer Therapeut, Sportlehrer oder wohlmeinender Nachbar kann spüren was Ihr Körper spürt. Das können nur Sie – und Sie sollten es wieder lernen, wenn Sie keinen richtigen Bezug mehr dazu haben. Es passiert automatisch, quasi nebenbei beim Ausführen der SchmerzfreiÜbungen. Sie müssen sich nur an diese Anleitung halten. Es werden so viele Verbote ausgesprochen, 90 Prozent davon nur deswegen, weil der Verbietende die Situation nicht einschätzen kann und befürchtet, etwas könne Ihnen schaden oder weil er es in seiner Ausbildung so gelernt hat. Ausnahme ist, wenn Ihnen ein künstliches Gelenk, eine Wirbelversteifung oder Ähnliches eingebaut wurde. Hier sollten Sie kontrollieren, ob Ihnen eine der Übungen untersagt wurde und dann gegebenenfalls eine Position verändern oder weglassen. Da unsere Übungen sich gegenseitig ergänzen, wird der Effekt normalerweise trotzdem erreicht.

SchmerzfreiÜbung 1: **Gesäß**

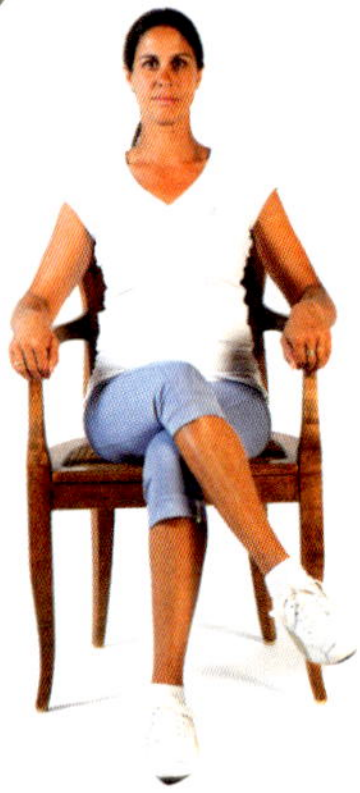

Variante 1: Auf Stuhl
Ausführungen A - B - C - D
Seite 110-113

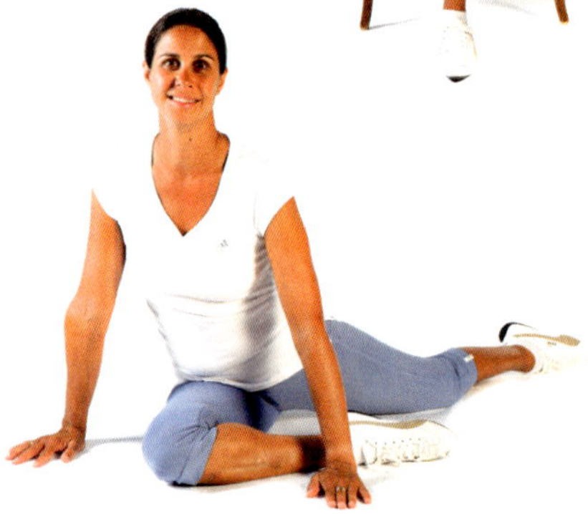

Variante 2: Am Boden, Hüfte aufgesetzt
Ausführung A - B - C
Seite 114-116

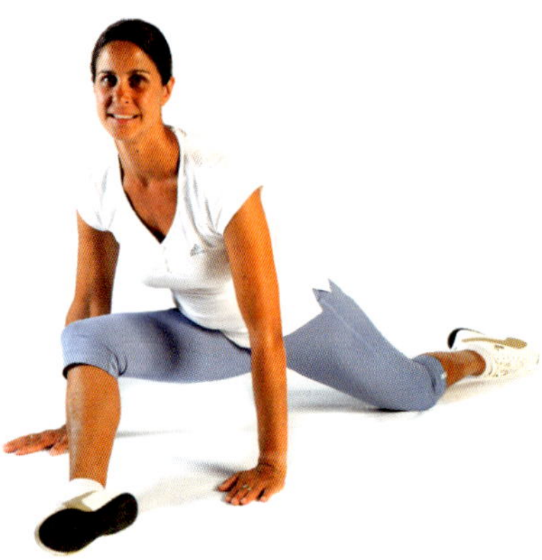

Variante 3: Am Boden, Hüfte abgehoben
Ausführung A - B - C
Seite 117-119

SchmerzfreiÜbung 1: ***Gesäß***

Allgemeine Informationen: **Diese SchmerzfreiÜbung gehört mit zu den wichtigsten bei den Rückenschmerzen im unteren Bereich. Sie spricht viele Muskeln an, die bei unserer heutigen Lebensweise stark verkürzen. Üben Sie, wenn Ihre Rückenschmerzen mittig oder rechts und links zu spüren sind, immer beide Seiten. Falls es nur einseitig schmerzt, und Sie sehr im Zeitdruck sind, können Sie probieren, die Übung nur auf der entsprechenden Seite auszuführen. Das sollten aber die Ausnahmen sein, da es auf jeden Fall besser ist, sie beidseitig zu üben. Wenn vorhanden, werden Sie sehr schnell Unterschiede zwischen rechts und links feststellen und automatisch mehr Intensität auf die Seite legen, die es nötiger hat.**

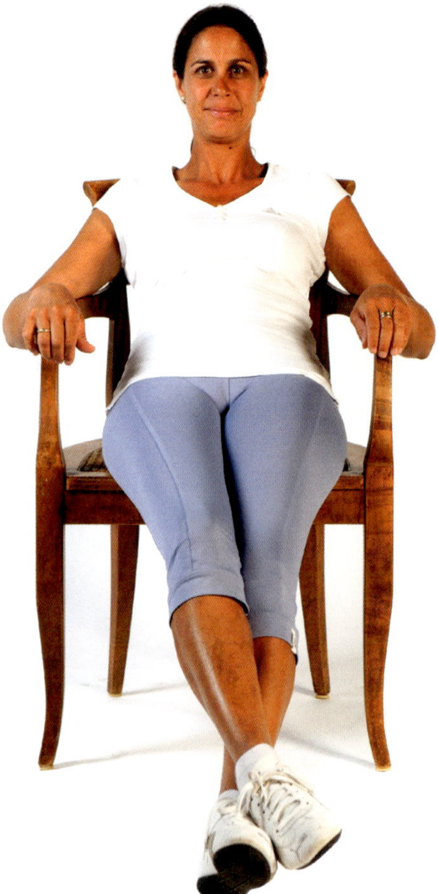

SchmerzfreiÜbung 1: Gesäß

Variante 1, auf Stuhl, Ausführung A

Anwendung: Diese Variante ist für Menschen, die im unteren Rücken und den Hüftgelenken massiv verkürzt sind, schlecht beweglich sind, sich kaum noch bewegen können oder sogar auf einen Rollstuhl angewiesen sind.

Ausführung: Setzen Sie sich auf einen Stuhl, bleiben Sie im Rollstuhl, oder lassen Sie sich, wenn nötig, hineinsetzen, so dass Sie eine möglichst gefestigte Position haben. Nun heben Sie das rechte Bein so an, dass Sie den rechten Fuß über das linke Bein legen können. Wenn das nicht geht, lassen Sie das rechte Bein von einer helfenden Person darüber heben. Dann rutschen Sie zurück bis die Lehne Ihren Rücken mehr aufrichtet; oder Sie beugen den Rumpf nach vorn, bis Sie eine zunehmende Spannung im rechten Gesäß oder Bein spüren. Bleiben Sie für 1,5 bis 2 Minuten in dieser Position und steigern Sie während dieser Zeit die Dehnung, wenn möglich, noch ein wenig mehr.

SchmerzfreiÜbung 1: Gesäß
Variante 1, auf Stuhl, Ausführung B

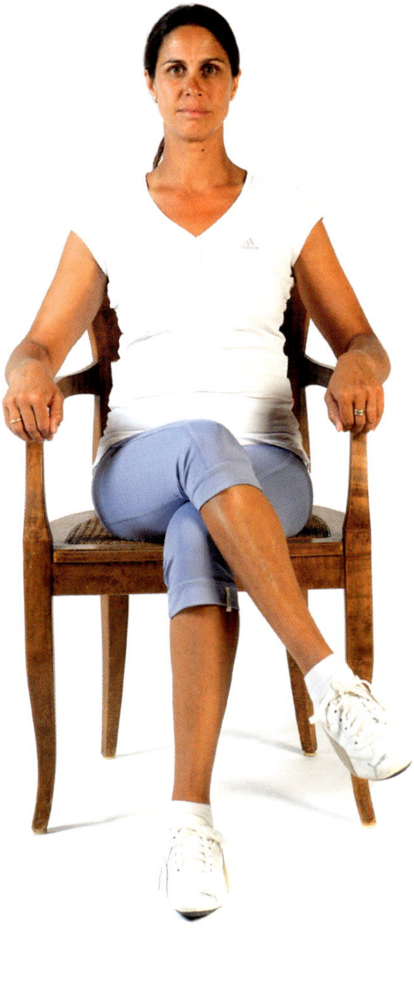

Anwendung: Diese Variante ist für Menschen, die im unteren Rücken und den Hüftgelenken massiv verkürzt sind, schlecht beweglich sind, sich kaum noch bewegen können oder sogar auf einen Rollstuhl angewiesen sind. Diese Variante ist die Steigerung der Ausführung A.

Ausführung: Setzen Sie sich auf einen Stuhl, bleiben Sie im Rollstuhl, oder lassen Sie sich wenn nötig hineinsetzen, so dass Sie eine möglichst gefestigte Position haben. Nun heben Sie das rechte Bein so an, dass Sie das rechte Bein über das linke Bein schlagen können. Wenn das nicht geht, Ausführung A Sie aber zu wenig fordert, lassen Sie das rechte Bein von einer helfenden Person darüber heben. Dann rutschen Sie zurück, bis die Lehne Ihren Rücken mehr aufrichtet oder Sie beugen den Rumpf nach vorn bis Sie eine zunehmende Spannung im rechten Gesäß oder Bein spüren. Versuchen Sie dabei, von Anfang an im oberen Rücken gerade zu bleiben. Bleiben Sie für 1,5 bis 2 Minuten in dieser Position und steigern Sie während dieser Zeit die Dehnung, wenn möglich, noch ein wenig mehr.

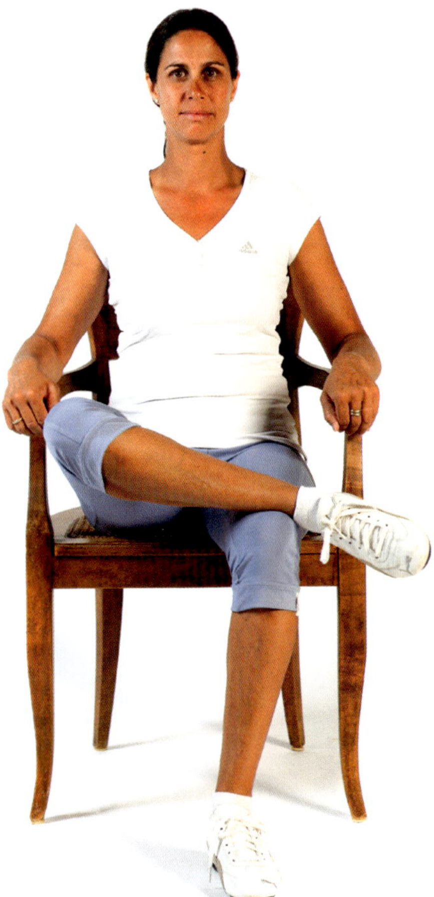

SchmerzfreiÜbung 1: Gesäß
Variante 1, auf Stuhl, Ausführung C

Anwendung: Diese Variante ist für Menschen, die im unteren Rücken und den Hüftgelenken sehr verkürzt und schlecht beweglich sind, an den Rollstuhl gebunden, oder noch nicht dazu in der Lage sind, die Varianten dieser SchmerzfreiÜbung 1 am Boden zu machen. Diese Variante ist eine Steigerung der Ausführung B.

Ausführung: Setzen Sie sich auf einen Stuhl, bleiben Sie im Rollstuhl, oder lassen Sie sich, wenn nötig, hineinsetzen, so dass Sie eine möglichst gefestigte Position haben. Nun heben Sie das rechte Bein so an, dass Sie den rechten Unterschenkel möglichst waagerecht über das linke Bein legen können. Dann rutschen Sie zurück, bis die Lehne Ihren Rücken mehr aufrichtet, oder Sie beugen den Rumpf nach vorne, bis Sie eine zunehmende Spannung im rechten Gesäß oder Bein spüren. Versuchen Sie dabei, von Anfang an im oberen Rücken gerade zu bleiben. Wenn anfangs der Winkel des rechten Unterschenkels noch steiler als waagerecht ist, so arbeiten Sie täglich darauf hin, den Winkel flacher stellen zu können. Bleiben Sie für 1,5 bis 2 Minuten in dieser Position und steigern Sie während dieser Zeit die Dehnung, wenn möglich, noch ein wenig mehr.

SchmerzfreiÜbung 1: Gesäß
Variante 1, auf Stuhl,
Ausführung D

Anwendung: Diese Variante ist für Menschen, die im unteren Rücken und den Hüftgelenken sehr verkürzt sind, schlecht beweglich, an den Rollstuhl gebunden oder noch nicht dazu in der Lage sind, die Varianten dieser SchmerzfreiÜbung 1 am Boden zu machen. Diese Variante ist die Steigerung der Ausführung C.

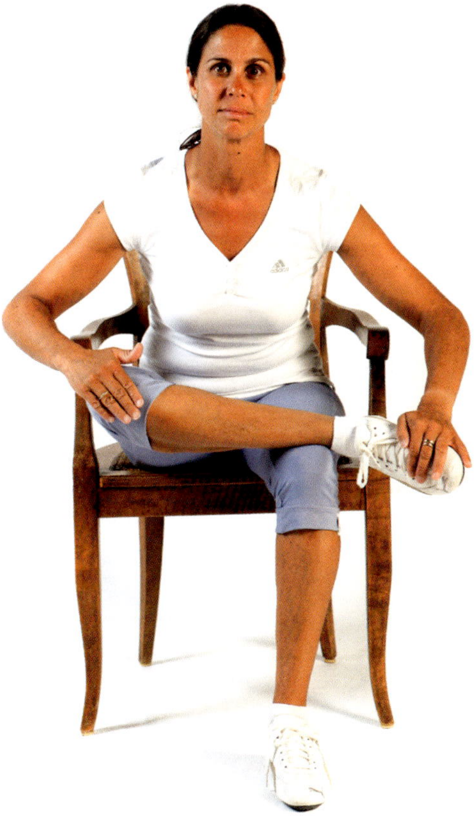

Ausführung: Setzen Sie sich auf einen Stuhl, bleiben Sie im Rollstuhl, oder lassen Sie sich, wenn nötig, hineinsetzen, so dass Sie eine möglichst gefestigte Position haben. Nun heben Sie das rechte Bein so an, dass Sie den rechten Unterschenkel möglichst waagerecht über das linke Bein legen können. Dann rutschen Sie zurück bis die Lehne Ihren Rücken mehr aufrichtet, oder Sie beugen den Rumpf nach vorne bis Sie eine zunehmende Spannung im rechten Gesäß oder Bein spüren. Um die Dehnung zu erhöhen, fassen Sie mit Ihrer rechten Hand das rechte Knie und mit Ihrer linken Hand den linken Fuß und ziehen Sie sich am Bein nach vorne. Versuchen Sie dabei, von Anfang an im oberen Rücken gerade zu bleiben. Bleiben Sie für 1,5 bis 2 Minuten in dieser Position und steigern Sie während dieser Zeit die Dehnung, wenn möglich, noch ein wenig mehr.

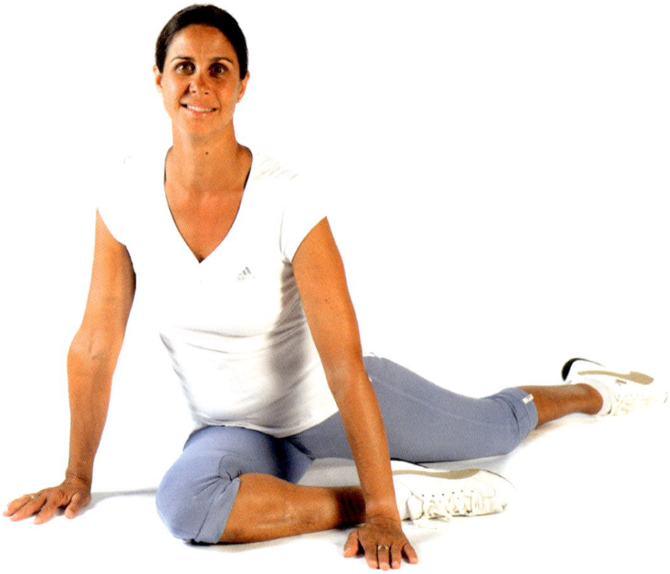

SchmerzfreiÜbung 1: Gesäß

Variante 2, am Boden, Hüfte aufgesetzt, Ausführung A

Anwendung: Diese Variante ist für Menschen, die mit der Ausführung der Variante 1, Ausführung D keine Schwierigkeiten mehr haben oder von Anfang an nicht hatten. Diese Variante ist die Steigerung davon.

Ausführung: Setzen Sie sich auf den Boden, richten Sie das rechte Bein im Kniewinkel von 45 Grad aus, und führen Sie das linke Bein möglichst weit nach hinten. Wenn das zu Beginn nicht gut klappt, üben Sie immer im bestmöglich erreichbaren Winkel. Stützen Sie sich, so gut es geht, auf beiden Händen nach vorne auf. (Kippen Sie jedoch nach rechts zur Seite, oder ist die einigermaßen aufgerichtete Position zu anstrengend, so üben Sie bitte zunächst noch einige Zeit die Variante 4 der zuvor beschriebenen SchmerzfreiÜbung).
Versuchen Sie nun, mit Ihrer linken Hüftseite so nah wie möglich an Ihre rechte Ferse zu gelangen, bis Sie die zunehmende Spannung im rechten Gesäß und im rechten Oberschenkel spüren. Es ist sehr wahrscheinlich, dass es auch in der linken Hüfte, eventuell sogar im Rücken, zieht oder schmerzt. Gleichgültig, wo es zieht, suchen Sie den Spannungspunkt, an dem der Dehnungsschmerz am größten ist. Egal, in welchem Winkel Ihr Rumpf steht, versuchen Sie dabei, von Anfang an im oberen Rücken gerade zu bleiben. Bleiben Sie für 1,5 bis 2 Minuten in dieser Position. Wenn möglich, steigern Sie während dieser Zeit die Dehnung noch ein wenig mehr.

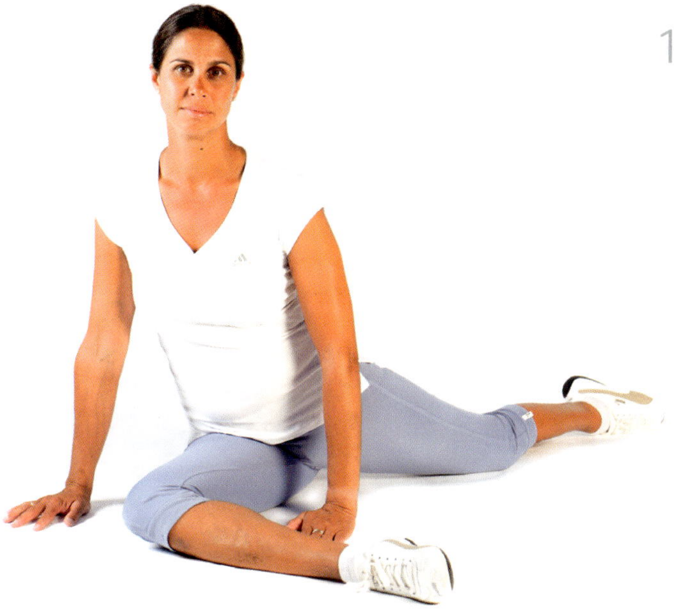

SchmerzfreiÜbung 1: Gesäß
Variante 2, am Boden, Hüfte aufgesetzt, Ausführung B

Anwendung: Diese Variante ist für Menschen, die mit der Ausführung der Variante 2, Ausführung A keine Schwierigkeiten mehr haben oder von Anfang an nicht hatten. Diese Variante ist die Steigerung der vorangegangenen Variante. Achtung: Mitunter tritt bei der Ausführung B weniger Spannung auf, als bei der Ausführung A. In diesem Fall wählen Sie die Ausführung C.

Ausführung: Setzen Sie sich auf den Boden, richten Sie das rechte Bein im Kniewinkel von 90 Grad aus und führen Sie das linke Bein möglichst weit nach hinten. Wenn das zu Beginn nicht gut klappt, üben Sie immer im bestmöglich erreichbaren Winkel. Stützen Sie sich, so gut es geht, auf beiden Händen nach vorne auf. (Kippen Sie jedoch nach rechts zur Seite, oder ist die einigermaßen aufgerichtete Position zu anstrengend, so üben Sie bitte zunächst noch einige Zeit die Variante 4 der zuvor beschriebenen Schmerzfrei-Übung). Versuchen Sie nun mit Ihrer linken Hüftseite so nah wie möglich an Ihre rechte Ferse zu gelangen, bis Sie die zunehmende Spannung im rechten Gesäß und im rechten Oberschenkel spüren. Es ist sehr wahrscheinlich, dass es auch in der linken Hüfte, eventuell sogar im Rücken, zieht oder schmerzt. Gleichgültig, wo es zieht, suchen Sie den Spannungspunkt, an dem der Dehnungsschmerz am größten ist. Egal, in welchem Winkel Ihr Rumpf steht, versuchen Sie dabei, von Anfang an im oberen Rücken gerade zu bleiben. Bleiben Sie für 1,5 bis 2 Minuten in dieser Position. Wenn möglich, steigern Sie während dieser Zeit die Dehnung noch ein wenig mehr.

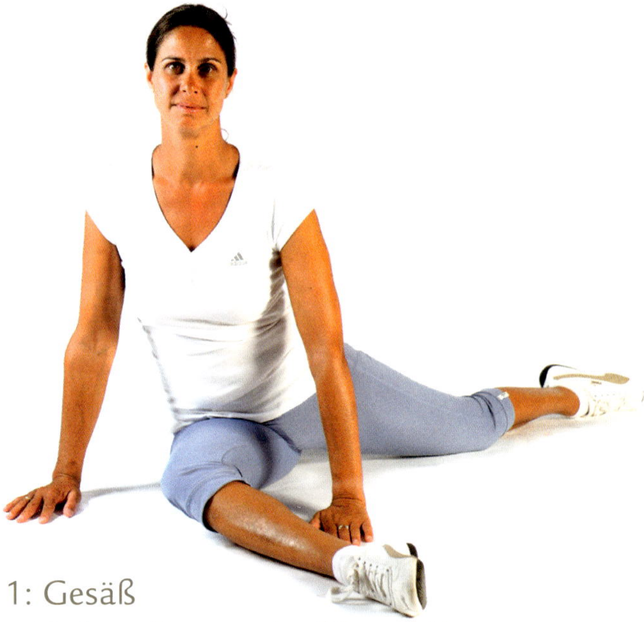

SchmerzfreiÜbung 1: Gesäß
Variante 2, am Boden, Hüfte aufgesetzt, Ausführung C

Anwendung: Diese Variante ist für Menschen, die mit der Ausführung der Variante B keine Schwierigkeiten mehr haben oder von Anfang an nicht hatten. Diese Variante ist die Steigerung der Ausführung B. Sie ist zu wählen, wenn beim Winkel von 90 Grad keine ausreichende Spannung mehr auftritt. Achtung: Mitunter tritt bei der Ausführung C weniger Spannung auf, als bei der Ausführung B. In diesem Fall wählen Sie den Winkel, bei dem Sie am meisten Dehnung verspüren.

Ausführung: Setzen Sie sich auf den Boden, richten das rechte Bein im Kniewinkel von 135 Grad aus und führen Sie das linke Bein möglichst weit nach hinten. Wenn das zu Beginn nicht gut klappt, üben Sie immer im bestmöglich erreichbaren Winkel. Stützen Sie sich, so gut es geht, auf beiden Händen nach vorne auf. (Kippen Sie jedoch nach rechts zur Seite, oder ist die einigermaßen aufgerichtete Position zu anstrengend, so üben Sie bitte zunächst noch einige Zeit die Variante 4 der zuvor beschriebenen SchmerzfreiÜbung). Versuchen Sie nun, mit Ihrer linken Hüftseite so nah wie möglich an Ihre rechte Ferse zu gelangen, bis Sie die zunehmende Spannung im rechten Gesäß und im rechten Oberschenkel spüren. Es ist sehr wahrscheinlich, dass es auch in der linken Hüfte, eventuell sogar im Rücken, zieht oder schmerzt. Gleichgültig, wo es zieht, suchen Sie den Spannungspunkt, an dem der Dehnungsschmerz am größten ist. Egal, in welchem Winkel Ihr Rumpf steht, versuchen Sie dabei, von Anfang an im oberen Rücken gerade zu bleiben. Bleiben Sie für 1,5 bis 2 Minuten in dieser Position. Wenn möglich, steigern Sie während dieser Zeit die Dehnung noch ein wenig mehr.

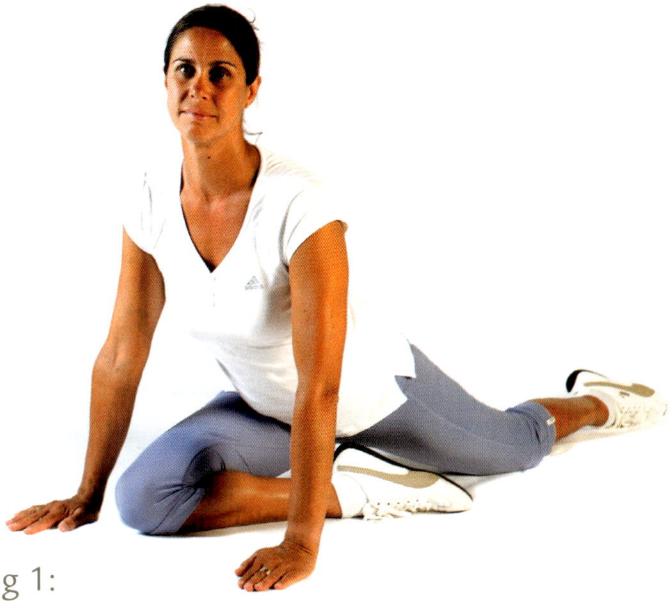

SchmerzfreiÜbung 1:
Variante 3, am Boden, Hüfte abgehoben, Ausführung A

Anwendung: Diese Variante ist für Menschen, die mit der Ausführung der Variante 2 keine Schwierigkeiten mehr haben oder von Anfang an nicht hatten und ist damit die Steigerung der Variante 2. Sie ist zu wählen, wenn beim Winkel von 90 Grad keine ausreichende Spannung mehr auftritt. Sie hat den Vorteil, dass Sie durch die Nutzung der Schwerkraft mehr Dehnspannung aufbauen können; und überdies den Effekt, dass Ihr Arm-Schulter-Bereich zusätzlich gekräftigt wird. Achtung: Mitunter tritt bei der Variante 3 weniger Spannung auf als bei den Ausführungen der Variante 2. In diesem Fall bleiben Sie bei den Ausführungen der Variante 2 in dem Winkel, bei dem Sie am meisten Dehnung verspüren.

Ausführung: Setzen Sie sich auf den Boden, richten das rechte Bein im Kniewinkel von 45 Grad aus und führen Sie das linke Bein möglichst weit nach hinten. Stützen Sie sich, so gut es geht, auf beiden Händen nach vorne auf. Heben Sie Ihre Hüfte vom Boden hoch und richten Sie sie waagerecht aus. Lassen Sie nun die Hüfte in dieser waagerechten Haltung weitestmöglich nach unten absinken, bis Sie die zunehmende Spannung im rechten Gesäß und im rechten Oberschenkel spüren. Sollten Sie an irgendeiner anderen Stelle einen Schmerz auslösen, so begrenzen Sie die Übung immer am Punkt des stärksten Schmerzes. Bleiben Sie für 1,5 bis 2 Minuten in dieser Position und steigern Sie währenddessen, falls möglich, die Dehnung noch ein wenig mehr.

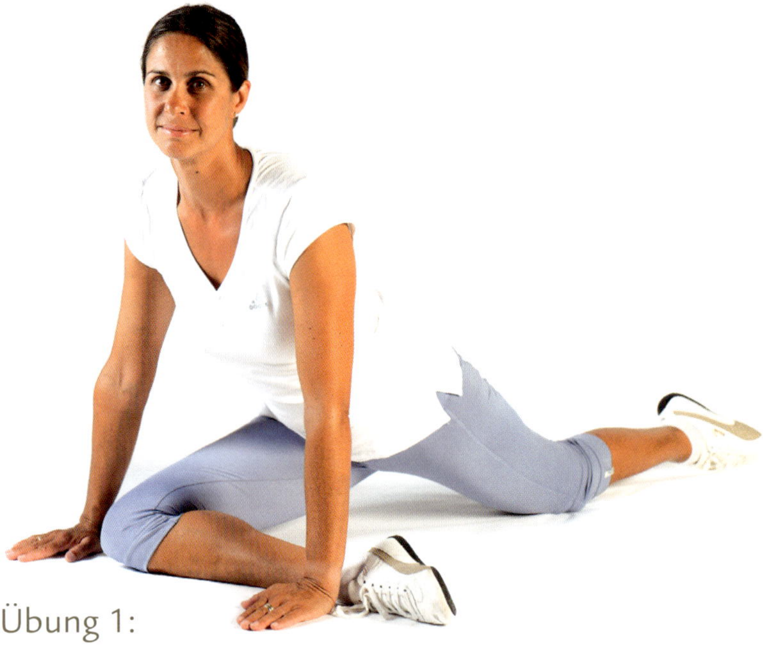

SchmerzfreiÜbung 1:
Variante 3, am Boden, Hüfte abgehoben, Ausführung B

Anwendung: Diese Variante ist für Menschen, die mit der Ausführung A keine Schwierigkeiten mehr haben oder von Anfang an nicht hatten. Diese Variante ist die Steigerung der Ausführung A. Sie ist zu wählen, wenn beim Winkel von 45 Grad keine ausreichende Spannung mehr auftritt. Sie hat ebenso wie diese den Vorteil, dass Sie durch die Nutzung der Schwerkraft mehr Dehnspannung aufbauen können; und überdies den Effekt, dass Ihr Arm-Schulter-Bereich zusätzlich gekräftigt wird. Achtung: Mitunter tritt bei Ausführung B weniger Spannung auf, als bei den anderen Ausführungen der SchmerzfreiÜbung. In diesem Fall bleiben Sie bei der Ausführung der Variante 3, bei der Sie am meisten Dehnung verspüren.

Ausführung: Setzen Sie sich auf den Boden, richten Sie das rechte Bein im Kniewinkel von 90 Grad aus und führen Sie das linke Bein möglichst weit nach hinten. Stützen Sie sich, so gut es geht, auf beiden Händen nach vorne auf. Heben Sie Ihre Hüfte vom Boden ab und richten Sie sie waagerecht aus. Lassen Sie nun die Hüfte in dieser waagerechten Haltung weitestmöglich nach unten absinken, bis Sie die zunehmende Spannung im rechten Gesäß und im rechten Oberschenkel spüren. Sollten Sie an irgendeiner anderen Stelle einen Schmerz auslösen, so begrenzen Sie die Übung immer am Punkt des stärksten Schmerzes. Bleiben Sie für 1,5 bis 2 Minuten in dieser Position und steigern Sie währenddessen, falls möglich, die Dehnung noch ein wenig mehr.

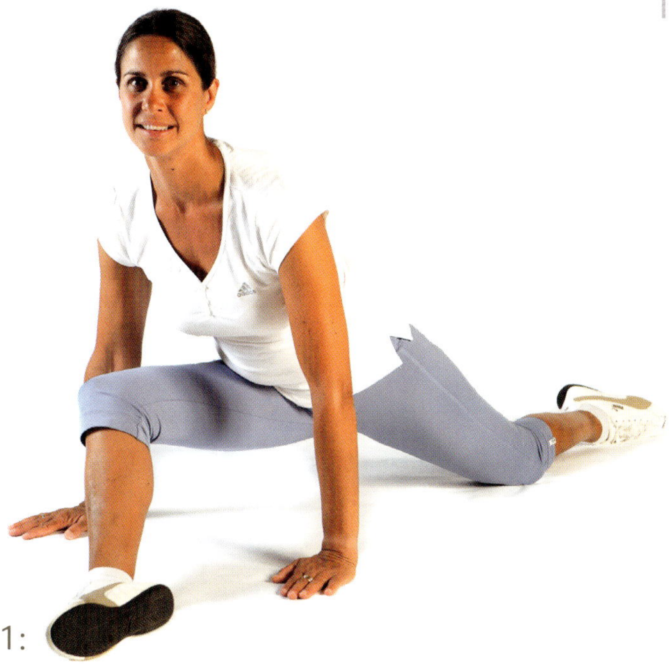

SchmerzfreiÜbung 1:
Variante 3, am Boden, Hüfte abgehoben, Ausführung C

Anwendung: Diese Variante ist für Menschen, die mit der Ausführung B keine Schwierigkeiten mehr haben oder von Anfang an nicht hatten. Diese Variante ist die Steigerung der Ausführung B. Sie ist zu wählen, wenn beim Winkel von 90 Grad keine ausreichende Spannung mehr auftritt. Sie hat, ebenso wie Ausführung A und B, den Vorteil, dass Sie durch die Nutzung der Schwerkraft mehr Dehnspannung aufbauen können; und überdies den Effekt, dass Ihr Arm-Schulter-Bereich zusätzlich gekräftigt wird. Achtung: Mitunter tritt bei Ausführung C weniger Spannung auf, als bei den anderen beiden Ausführungen. In diesem Fall bleiben Sie bei der Ausführung der Variante 3, bei der Sie am meisten Dehnung verspüren.

Ausführung: Setzen Sie sich auf den Boden, richten Sie das rechte Bein im Kniewinkel von 135 Grad aus und führen Sie das linke Bein möglichst weit nach hinten. Stützen Sie sich, so gut es geht, auf beiden Händen nach vorne auf. Heben Sie Ihre Hüfte vom Boden ab und richten Sie sie waagerecht aus. Lassen Sie nun die Hüfte in dieser waagerechten Haltung weitestmöglich nach unten absinken, bis Sie die zunehmende Spannung im rechten Gesäß und im rechten Oberschenkel spüren. Sollten Sie an irgendeiner anderen Stelle einen Schmerz auslösen, so begrenzen Sie die Übung immer am Punkt des stärksten Schmerzes. Bleiben Sie für 1,5 bis 2 Minuten in dieser Position und steigern Sie währenddessen, falls möglich, die Dehnung noch ein wenig mehr.

SchmerzfreiÜbung 2: **Vorderer Oberschenkel**

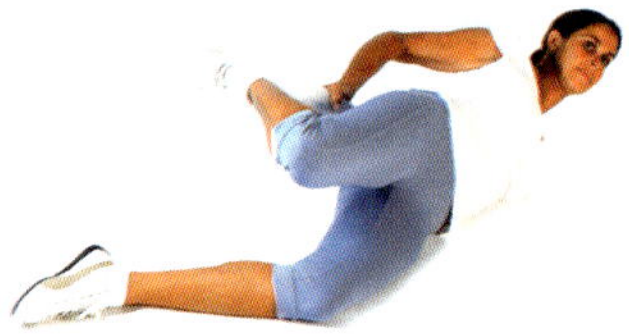

Variante 1:
Seitenlage mit Handtuch
Seite 122

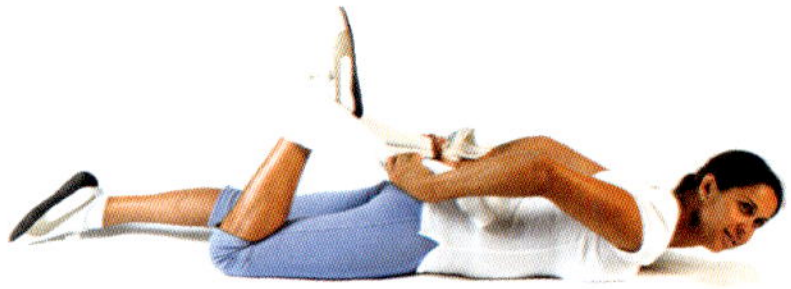

Variante 2:
Bauchlage mit Handtuch
Seite 124

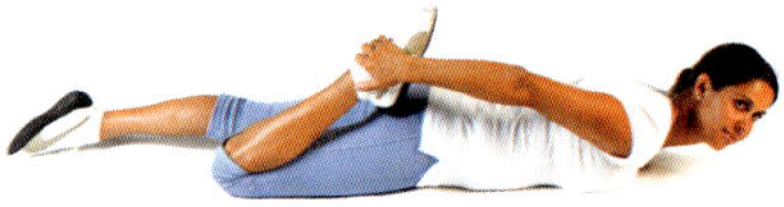

Variante 3:
Bauchlage mit einer Hand
Seite 125

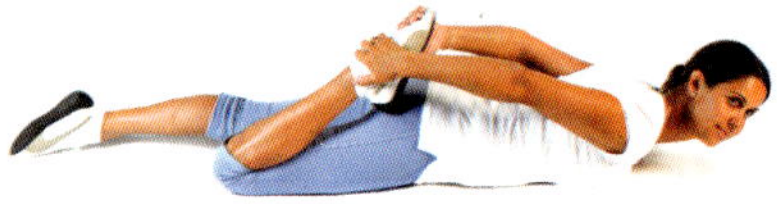

Variante 4:
Bauchlage mit zwei Händen
Seite 126

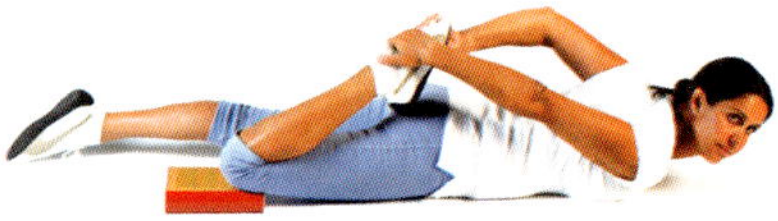

Variante 5:
Bauchlage, Knie höher gelegt
Seite 127

SchmerzfreiÜbung 2: ***Vorderer Oberschenkel***

Allgemeine Informationen: Diese SchmerzfreiÜbung steht in direktem Zusammenhang mit Rückenschmerzen im unteren Bereich, die in die Mitte der Lendenwirbelsäule ziehen. Viele Patienten merken beim Üben, dass genau der Schmerz ausgelöst wird, unter dem sie leiden. Dies ist nicht etwa ein Grund dafür, diese Übung nicht zu machen. Im Gegenteil: es ist der Beweis dafür, dass Sie genau an der richtigen Stelle üben. Bleiben Sie auf Ihrer Wahrnehmungsskala immer unter dem Wert von 10, dann werden Sie schnell merken, wie gut Ihnen diese Übung tut.
Diese SchmerzfreiÜbung verhindert auch die Rückenschmerzen, die Jogger mitunter nach einiger Zeit des Laufens im Rücken bekommen. Sie spricht Muskeln an, die bei unserer heutigen Lebensweise – vor allem beim Sitzen, Laufen und Stehen – stark verkürzen. Die Übung sollte immer beidseitig ausgeführt werden, aber niemals mit beiden Beinen gleichzeitig. Meist werden Sie Unterschiede zwischen der linken und der rechten Seite bemerken. In diesem Fall legen Sie größere Intensität in das Üben der verkürzteren (und damit schmerzhafteren) Seite.

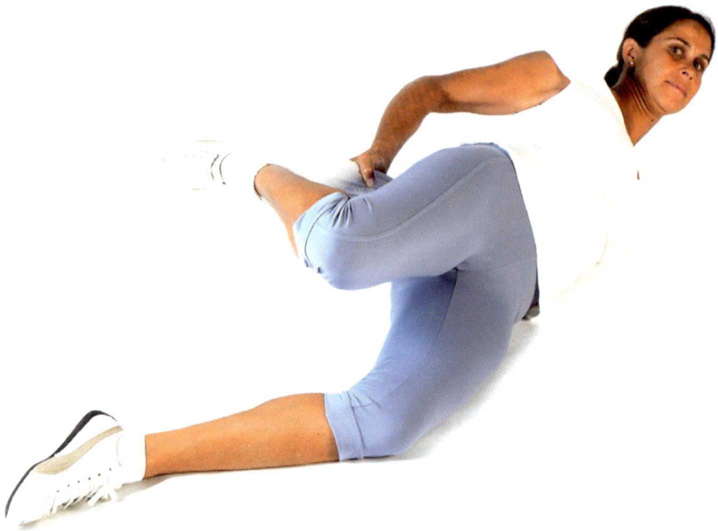

SchmerzfreiÜbung 2: Vorderer Oberschenkel

Variante 1, in Seitenlage, mit Handtuch

Anwendung: Diese Variante ist für Menschen, die schlecht auf dem Bauch liegen können und eine eingeschränkte Beweglichkeit der Hüft- und Kniegelenke haben. Die seitliche Position erleichtert zusätzlich das selbständige Anlegen des Handtuchs, damit Sie nicht auf andere Personen angewiesen sind. Bitte benutzen Sie als „verlängerndes Hilfsmittel" nur unflexible Materialien. Dehnbare, elastische Bänder sind ungeeignet.

Ausführung: Legen Sie sich auf die Seite und führen Sie das Handtuch um das Fußgelenk. Legen Sie sich möglichst so, dass Rumpf und Oberschenkel eine Linie bilden. Erst danach beginnen Sie, mit dem Handtuch Ihren rechten Fuß Richtung Gesäß zu ziehen. Achtung: Der häufigste Fehler, der bei dieser Übung gemacht wird, besteht darin, den Oberschenkel im Hüftgelenk zu beugen. Dies passiert so gut wie immer, wenn die Übung einbeinig stehend gemacht wird. Richten Sie also Ihre Aufmerksamkeit darauf, dass die Linie von Rumpf und Oberschenkel erhalten bleibt, während Sie den rechten Fuß in Richtung Gesäß ziehen. Bleiben Sie für 1,5 bis 2 Minuten in dieser Position und steigern Sie, falls möglich, während dieser Zeit die Dehnung noch ein wenig mehr.

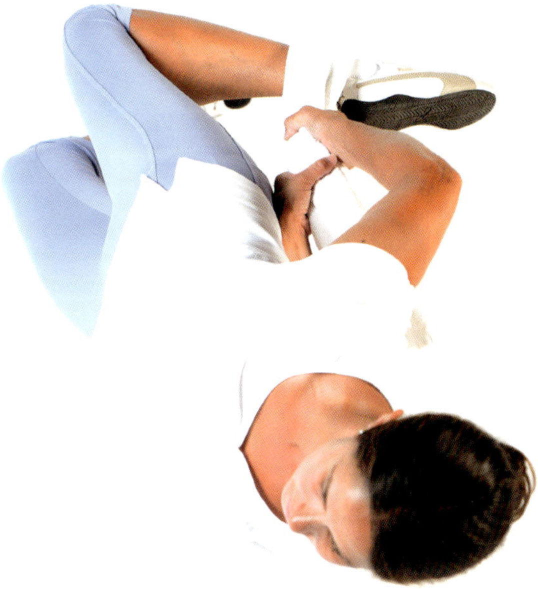

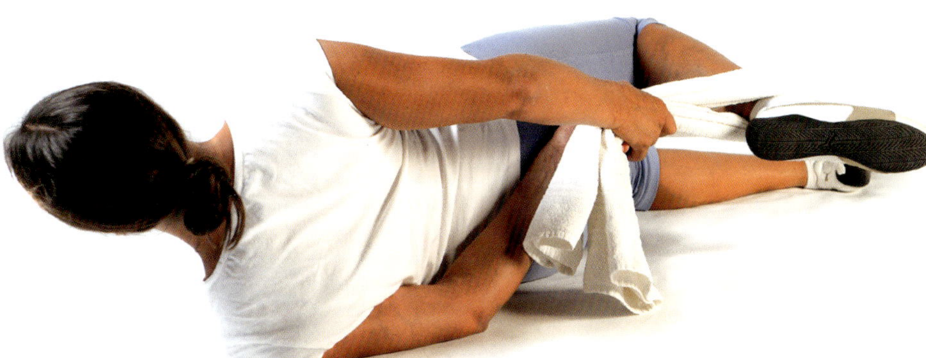

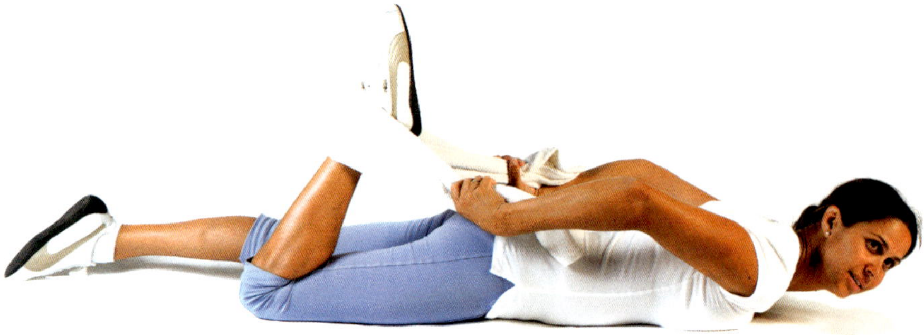

SchmerzfreiÜbung 2: Vorderer Oberschenkel
Variante 2, in Bauchlage, mit Handtuch

Anwendung: Die Position der Bauchlage dieser Variante ist optimal für das Ziel dieser SchmerzfreiÜbung. Die Seitenlage der Variante 1 kann als Vorbereitung zum leichteren Anlegen des Handtuchs genutzt werden. Durch den Boden kann das korrekte Einhalten der wichtigen Linie von Rumpf und Oberschenkel sehr gut kontrolliert werden. Sie ist eine Steigerung der Variante 1.

Ausführung: Legen Sie sich auf die Seite und führen Sie das Handtuch um das Fußgelenk. Oder legen Sie sich direkt auf den Bauch und schlingen das Handtuch um den Fuß. Richten Sie sich auf dem Boden aus; beide Hüftseiten sollen Kontakt mit dem Boden haben. Sollte das nicht möglich sein, dann vor allem die übende Seite. Erst danach beginnen Sie, mit dem Handtuch Ihren rechten Fuß Richtung Gesäß zu ziehen. Achtung: Auch hier besteht der häufigste Fehler, der bei dieser Übung gemacht werden kann, darin, den Oberschenkel im Hüftgelenk zu beugen, indem während der Übung die Hüfte wieder angehoben wird. Geben Sie also Acht, dass die Hüfte am Boden bleibt, während Sie den rechten Fuß in Richtung Gesäß ziehen. Bleiben Sie für 1,5 bis 2 Minuten in dieser Position und steigern Sie, falls möglich, während dieser Zeit die Dehnung noch ein wenig mehr.

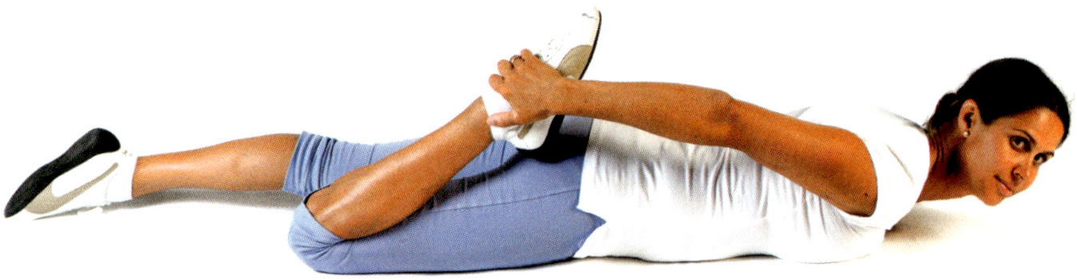

SchmerzfreiÜbung 2: Vorderer Oberschenkel
Variante 3, in Bauchlage, mit einer Hand

Anwendung: Die Position der Bauchlage dieser Variante ist optimal für das Ziel dieser SchmerzfreiÜbung. Die Seitenlage der Variante 1 kann als Vorbereitung zum leichteren Greifen des Fußes genutzt werden. Durch den Boden kann das korrekte Einhalten der wichtigen Linie von Rumpf und Oberschenkel sehr gut kontrolliert werden. Sie ist eine Steigerung der Variante 2, da die „Verlängerung" in Form des Handtuchs hier nicht mehr benötigt wird.

Ausführung: Legen Sie sich auf die Seite und greifen Sie Ihr Fußgelenk. Oder legen Sie sich direkt auf den Bauch, führen den rechten Fuß Richtung Gesäß und greifen ihn dann. Richten Sie Ihre Position aus und suchen Sie Bodenkontakt mit beiden Hüftseiten. Sollte das nicht möglich sein, dann vor allem mit der übenden Seite. Erst danach beginnen Sie, Ihren rechten Fuß Richtung Gesäß zu ziehen. Achtung: Auch hier besteht der häufigste Fehler, der bei dieser Übung gemacht werden kann, darin, den Oberschenkel im Hüftgelenk zu beugen, indem während der Übung die Hüfte wieder angehoben wird. Versuchen Sie also, dass die Hüfte am Boden bleibt, während Sie den rechten Fuß in Richtung Gesäß ziehen. Bleiben Sie für 1,5 bis 2 Minuten in dieser Position und steigern Sie möglichst während dieser Zeit die Dehnung noch ein wenig mehr.

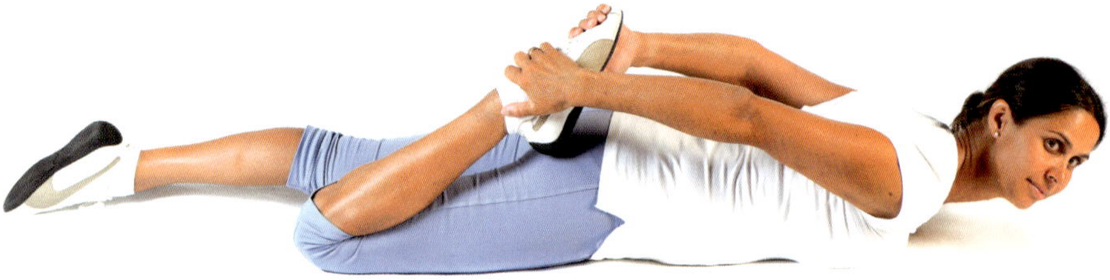

SchmerzfreiÜbung 2: Vorderer Oberschenkel
Variante 4, in Bauchlage, mit beiden Händen

Anwendung: Diese Übung ist eine Steigerung der Variante 3, die erst geübt werden sollte, wenn eine ausreichende Beweglichkeit im Kniegelenk und in den Schultergelenken erreicht wurde.

Ausführung: Legen Sie sich auf den Bauch, führen den rechten Fuß Richtung Gesäß und greifen ihn dann mit der rechten und der linken Hand. Richten Sie sich auf dem Boden aus und legen beide Hüftseiten auf dem Boden ab. Sollte das nicht möglich sein, dann vor allem die übende Seite. Erst danach beginnen Sie, Ihren rechten Fuß Richtung Gesäß zu ziehen. Achtung: Auch hier besteht der häufigste Fehler, der bei dieser Übung gemacht werden kann, darin, den Oberschenkel im Hüftgelenk zu beugen, indem während der Übung die Hüfte wieder angehoben wird. Achten Sie also darauf, dass die Hüfte am Boden bleibt, während Sie den rechten Fuß in Richtung Gesäß ziehen. Bleiben Sie für 1,5 bis 2 Minuten in dieser Position und versuchen Sie, während dieser Zeit, die Dehnung noch ein wenig mehr zu steigern.

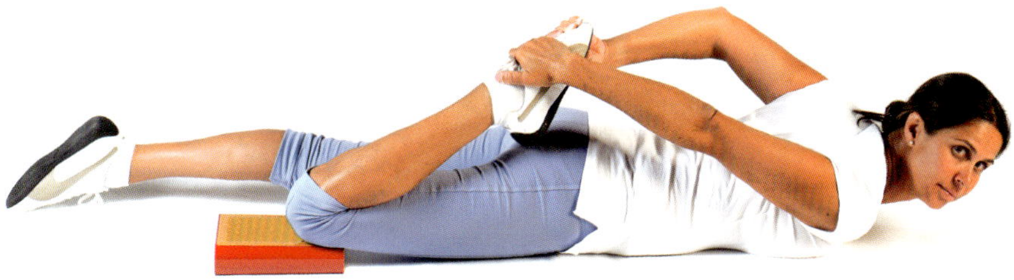

SchmerzfreiÜbung 2: Vorderer Oberschenkel
Variante 5, in Bauchlage, Knie höher gelegt

Anwendung: Diese Übung ist eine Steigerung der Variante 4, die erst geübt werden sollte, wenn eine so große Beweglichkeit im Kniegelenk erreicht wurde, dass die Ferse in Variante 4 vergleichsweise einfach bis zum Gesäß gezogen werden kann.

Ausführung: Legen Sie sich auf den Bauch, unterlegen Sie das rechte Knie mit einem nicht nachgebenden Gegenstand geeigneter Dicke, führen den rechten Fuß Richtung Gesäß und greifen ihn dann mit der rechten und der linken Hand. Richten Sie sich auf dem Boden aus und suchen Bodenkontakt mit beiden Hüftseiten. Sollte das nicht möglich sein, dann vor allem mit der übenden Seite. Erst danach beginnen Sie, Ihren rechten Fuß Richtung Gesäß zu ziehen. Achtung: Auch hier besteht der häufigste Fehler, der bei dieser Übung gemacht werden kann, darin, den Oberschenkel im Hüftgelenk zu beugen, indem während der Übung die Hüfte wieder angehoben wird. Versuchen Sie also die Hüfte am Boden zu lassen, während Sie den rechten Fuß in Richtung Gesäß ziehen. Bleiben Sie für 1,5 bis 2 Minuten in dieser Position und steigern Sie während dieser Zeit die Dehnung, wenn möglich, noch ein wenig mehr.

SchmerzfreiÜbung 3: **Bauch**

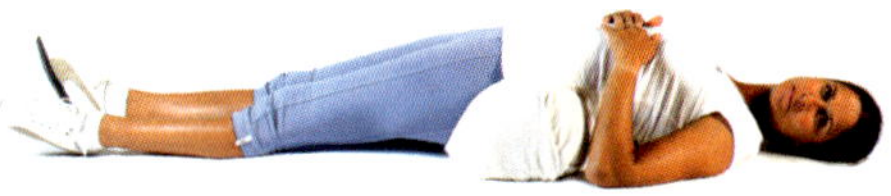

Variante 1: In Rückenlage

Seite 130

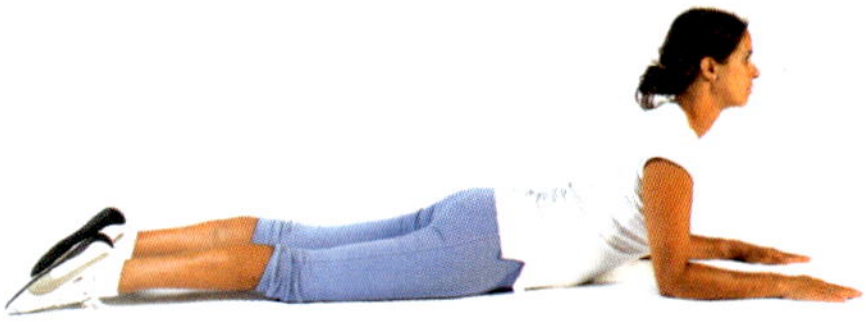

Variante 2: In Bauchlage, auf Ellenbogen

Seite 131

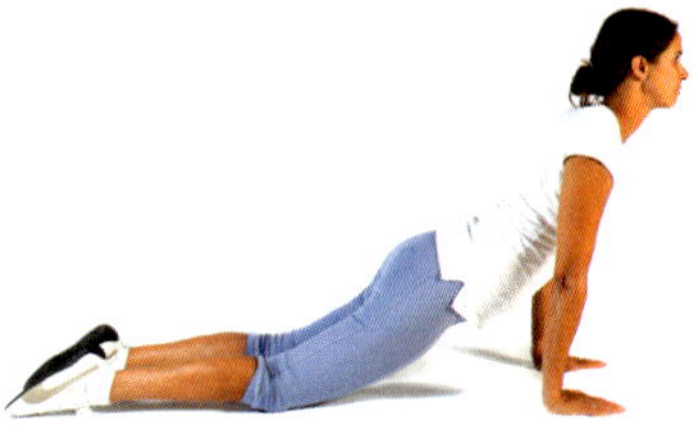

Variante 3: Aus allen Vieren

Seite 132

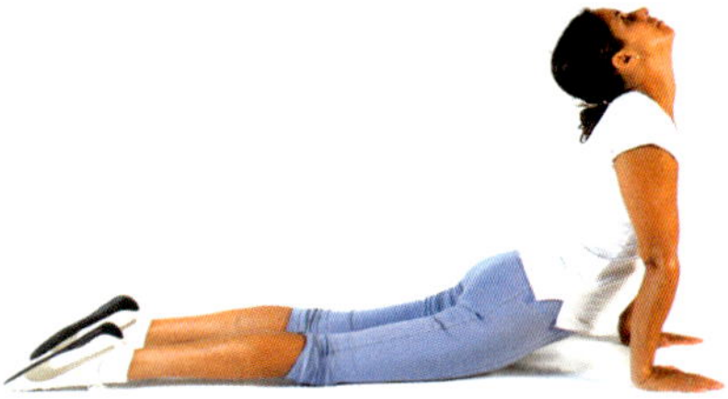

Variante 4: Auf gestreckten Armen

Seite 133

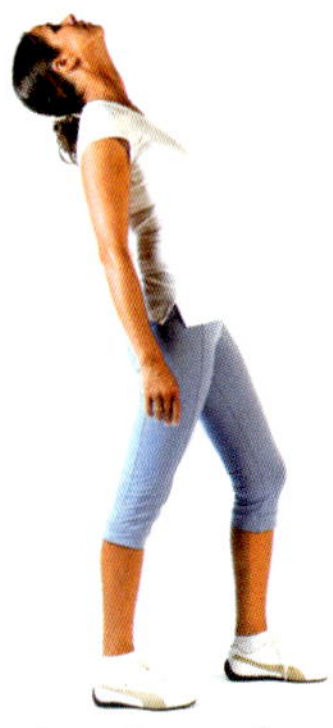

Variante 5: Im Stand, einbeinig

Seite 134

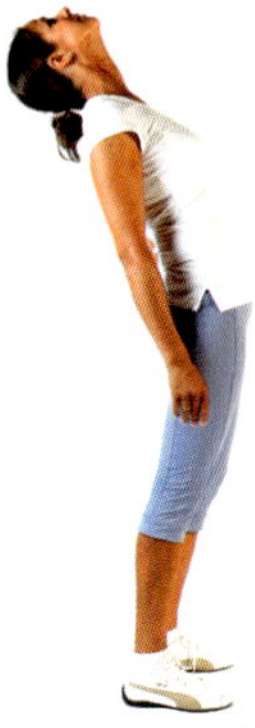

Variante 6: Im Stand, beidbeinig

Seite 135

SchmerzfreiÜbung 3: ***Bauch***

Allgemeine Informationen: **Diese SchmerzfreiÜbung steht in direktem Zusammenhang mit Rückenschmerzen im unteren Bereich und drohenden Bandscheibenschädigungen. Viele Patienten merken beim Üben, dass genau der Schmerz ausgelöst wird, unter dem sie leiden. Dies ist nicht etwa ein Grund dafür, diese Übung nicht zu machen. Im Gegenteil, es ist der Beweis dafür, dass Sie genau an der richtigen Stelle üben. Bleiben Sie auf Ihrer Wahrnehmungsskala immer unter dem Wert von 10; wenn Sie zunächst unsicher sind, dann auf 5-7. Sie werden schnell merken, wie gut Ihnen diese Übung tut. Sie spricht Muskeln an, die bei unserer heutigen Lebensweise, vor allem beim Sitzen, massiv verkürzen. Da sie beide Seiten anspricht, muss sie nur einmal ausgeführt werden. Bitte lassen Sie sich nicht verunsichern, wenn Sie hören, es sei gefährlich und schädigend, Positionen wie diese einzunehmen. Erinnern Sie sich: Wenn Sie langsam, kontrolliert und bewusst in eine Position gehen, können Sie sich nicht schädigen. Vor allem bei Bandscheibenschädigungen schafft diese SchmerzfreiÜbung große Erleichterung, da sie den belastenden Dauerdruck reduziert. Sollten Sie operiert sein, Wirbelversteifungen oder künstliche Bandscheiben eingebaut sein, so fragen Sie Ihren Arzt, ob Sie Gymnastik treiben dürfen. Das Wichtigste ist, dass Sie ein Gespür für Ihren Körper bekommen und darüber die Sicherheit, was gut für Sie ist, und was nicht. Tasten Sie sich langsam und in aller Vorsicht an diese Übungsposition heran, dann wissen Sie selbst, was richtig für Sie ist.**

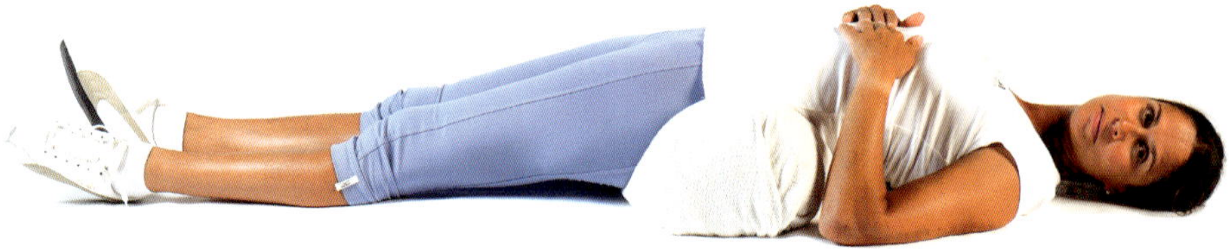

SchmerzfreiÜbung 3: Bauch
Variante 1, in Rückenlage

Anwendung: Diese Variante ist für Menschen, die schlecht auf dem Bauch liegen können und die sich zunächst sehr vorsichtig an diese „Rückbeugung" herantasten möchten. Auch Rollstuhlfahrer oder andere, die sich nicht leicht selbst platzieren können, können diese Variante ausführen. Durch unterschiedliche Höhen der Unterlage, lässt sich genau die gewünschte Intensität einstellen. Wählen Sie ein hartes Kissen oder Polster, das sich dennoch passend an Ihren Rücken anschmiegen kann.

Ausführung: Nehmen Sie sich zu Beginn dieser Übung Zeit, sorgfältig die passende Unterlage zu wählen. Platzieren Sie sich dann so darauf, dass die Mitte der Unterlage sich unter Ihren beiden – seitlich fühlbaren – Hüftknochen befindet. Unterlegen Sie nicht Ihr Hohlkreuz. Das merken Sie daran, dass Sie spüren, wie Ihr Hohlkreuz „eingedrückt" wird. Die Unterlage ist dann richtig platziert, wenn Sie eher fühlen, wie die Leiste gedehnt wird. Sie dürfen trotzdem einen leichten Dehnschmerz im Rücken spüren. Je nach Ihrem Zustand, halten Sie diesen Schmerz bitte zwischen 5 und 9,5 der Skala. Bleiben Sie für 2 Minuten in dieser Position und steigern Sie während dieser Zeit die Dehnung, wenn möglich, noch ein wenig mehr, indem Sie mit den Knien und den Schultern mehr absacken oder beide Arme gestreckt möglichst weit über Ihren Kopf nach hinten führen.

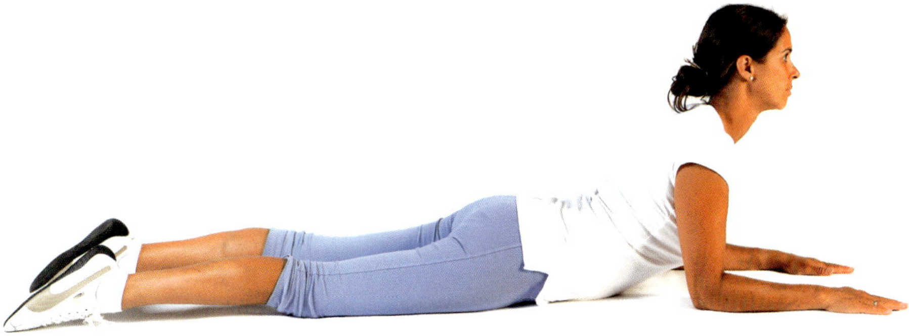

SchmerzfreiÜbung 3: Bauch
Variante 2, in Bauchlage, auf Ellenbogen

Anwendung: Diese Variante ist für Menschen, die große Schwierigkeiten mit dem „Rückbeugen“ haben, dieses Problem aber aktiv angehen wollen. Es ist die Steigerung der Variante 1; auch geeignet für Rollstuhlfahrer.

Ausführung: Legen Sie sich auf den Bauch. Stützen Sie sich mit den Unterarmen ab und heben Kopf und Brust vom Boden. Platzieren Sie die Ellenbogen so nah wie möglich unter den Schultergelenken. Versuchen Sie, auch Ihren Kopf mit möglichst geradem Nacken mit anzuheben. Bleiben Sie für 2 Minuten in dieser Position und steigern Sie während dieser Zeit die Dehnung möglichst noch ein wenig mehr.

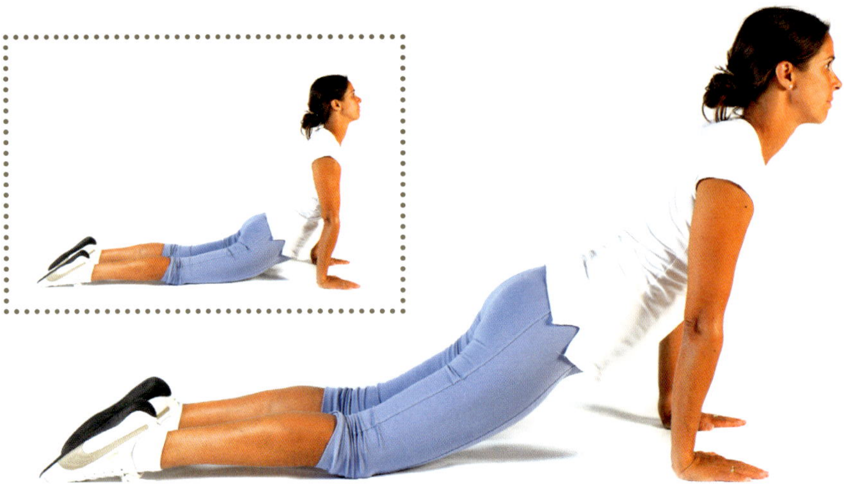

SchmerzfreiÜbung 3: Bauch

Variante 3, auf allen Vieren

Anwendung: Diese Variante ist für Menschen, die sich nicht auf dem Bauch ablegen können. Es ist die Steigerung der Variante 2. Sie benötigen dafür mehr Haltekraft im Schulter-Arm-Bereich.

Ausführung: Gehen Sie „auf alle Viere". Senken Sie dann langsam und bewusst Ihre Hüfte so weit ab, bis Sie einen Dehnschmerz im Bereich des Bauches oder des unteren Rückens wahrnehmen. Je nach Ihrem persönlichen Zustand, halten Sie ihn in der Schmerzempfindungsstärke zwischen 5 und 9,5. Achten Sie darauf, dabei so wenig wie möglich ins Hohlkreuz zu kommen. Bleiben Sie für 2 Minuten in dieser Position und steigern Sie währenddessen die Dehnung möglichst noch ein wenig mehr. Wie auf den Abbildungen dargestellt, richtet sich die Endposition ganz nach Ihrem inzwischen erreichten muskulären Zustand.

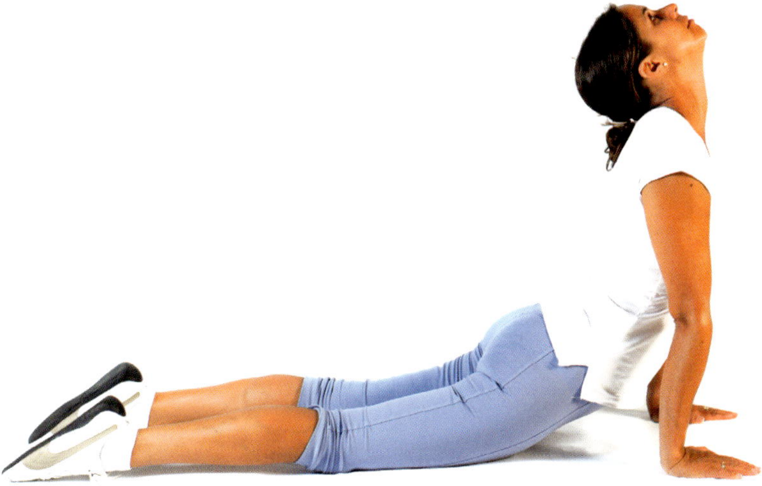

SchmerzfreiÜbung 3: Bauch
Variante 4, auf gestreckten Armen

Anwendung: Diese Variante ist für Menschen, die sich nicht auf dem Bauch ablegen können. Es ist die Steigerung der Variante 3. Sie benötigen dafür noch mehr Haltekraft im Schulter-Arm-Bereich und einen fortgeschrittenen Übungszustand.

Ausführung: Gehen Sie „auf alle Viere". Senken Sie dann langsam und bewusst Ihre Hüfte so weit ab, bis Sie einen Dehnschmerz im Bereich des Bauches oder des unteren Rückens wahrnehmen. Je nach Ihrem persönlichen Zustand, halten Sie ihn zwischen der Schmerzempfindungsstärke 5w und 9,5. Achten Sie darauf, dabei so wenig wie möglich ins Hohlkreuz zu kommen. Richten Sie Ihre Halswirbelsäule so aus, dass Sie bei angezogenem Kinn den Kopf möglichst weit heben. Ziehen Sie Ihren Kopf nach oben, so weit wie möglich zwischen den Schultern heraus. Zuletzt überstrecken Sie noch Ihren Kopf und versuchen, möglichst weit nach oben und hinten zu schauen. Bleiben Sie für 2 Minuten in dieser Position und steigern Sie währenddessen, falls möglich, die Dehnung noch ein wenig mehr.

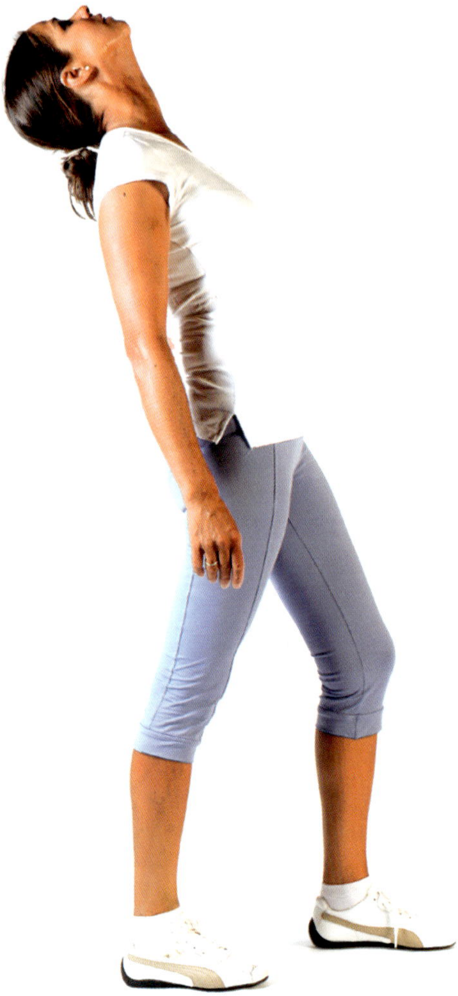

SchmerzfreiÜbung 3: Bauch
Variante 5, im Stand, einbeinig

Anwendung: Auch diese Variante ist für Menschen, die sich nicht auf den Bauch ablegen können oder eingeschränkte Haltekraft im Schulter-Arm-Bereich haben, die aber über gute Standfestigkeit und Gleichgewicht verfügen. Es ist eine Alternative im Stand zu den anderen Varianten am Boden. Sie ist somit fürs Büro oder jede andere Situation geeignet, in der nicht die Möglichkeit besteht, den Boden zu nutzen.

Ausführung: Stellen Sie sich ausbalanciert schulterbreit, den linken Fuß einen Schritt nach vorne. Beugen Sie sich langsam nach hinten und schieben Sie das Becken nach vorne bis Sie einen Dehnschmerz im Bereich des Bauches, der rechten Leiste oder des unteren Rückens wahrnehmen. Je nach Ihrem persönlichen Zustand, halten Sie die Dehnschmerzintensität zwischen 5 und 9,5. Achten Sie darauf, dabei so wenig wie möglich ins Hohlkreuz zu kommen. Bleiben Sie für 1,5 bis 2 Minuten in dieser Position und steigern Sie während dieser Zeit die Dehnung möglichst noch ein wenig mehr.

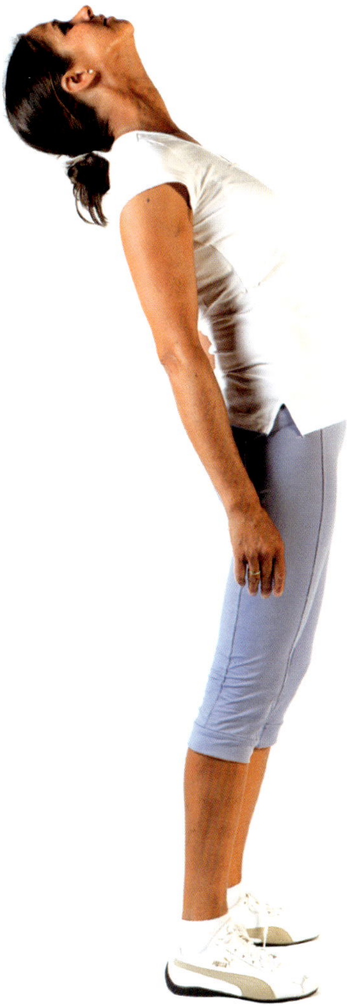

SchmerzfreiÜbung 3: Bauch

Variante 6, im Stand, beidbeinig

Anwendung: Auch diese Variante ist für Menschen, die sich nicht auf den Bauch ablegen können oder eingeschränkte Haltekraft im Schulter-Arm-Bereich haben, die aber über gute Standfestigkeit und Gleichgewicht verfügen. Es ist eine Alternative im Stand zu den anderen Varianten am Boden und eine Steigerung der Variante 5.

Ausführung: Stellen Sie sich ausbalanciert schulterbreit. Beugen Sie sich langsam nach hinten und schieben Sie das Becken dabei nach vorne, um den Schwerpunkt über den Füßen halten zu können, bis Sie einen Dehnschmerz im Bereich des Bauches, der Leisten oder des unteren Rückens wahrnehmen. Je nach Ihrem persönlichen Zustand, halten Sie die Dehnschmerzintensität zwischen 5 und 9,5. Achten Sie darauf, dabei so wenig wie möglich ins Hohlkreuz zu kommen. Bleiben Sie für 2 Minuten in dieser Position und steigern Sie während dieser Zeit die Dehnung noch ein wenig mehr, wenn Sie können.

SchmerzfreiÜbung 4: **Rücken**

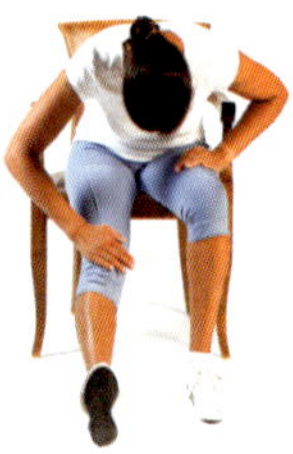

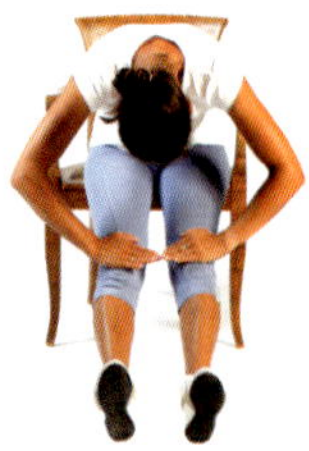

Variante 1: Im Sitzen einbeinig
Seite 138

Variante 2: Im Sitzen beidbeinig
Seite 139

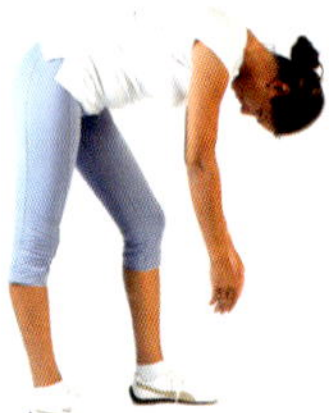

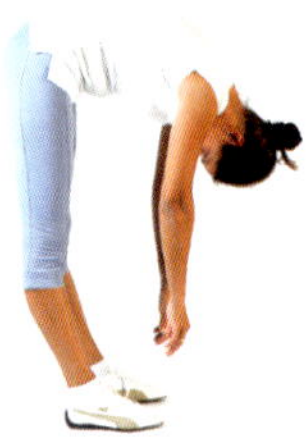

Variante 3: Im Stand einbeinig
Seite 140

Variante 4: Im Stand beidbeinig
Seite 141

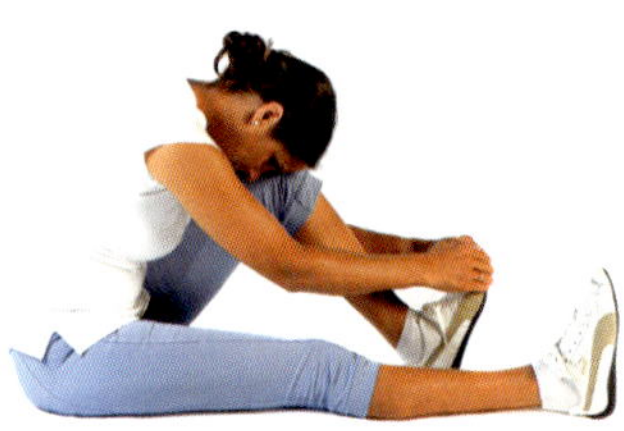

Variante 5:
Am Boden nicht gedehnte Seite
Seite 142

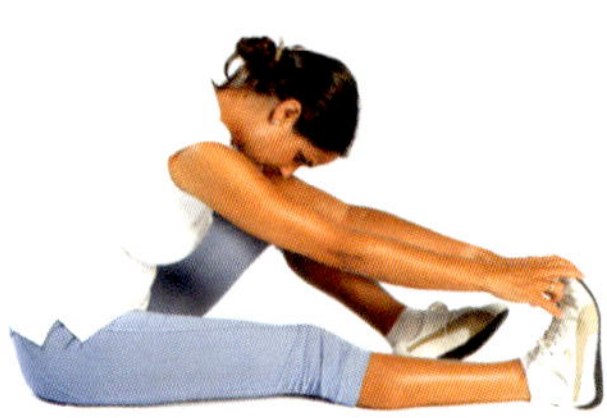

Variante 6:
Am Boden gedehnte Seite
Seite 143

SchmerzfreiÜbung 4: ***Rücken***

Allgemeine Informationen: **Diese SchmerzfreiÜbung, obwohl als Bestandteil vieler Gymnastik- oder Dehnungsmethoden eigentlich sehr bekannt, wird leider viel zu selten genutzt, um Rückenschmerzen im unteren Bereich gezielt vorzubeugen oder zu beseitigen. In Unkenntnis der muskulären Zusammenhänge fürchtet man sich vor dem Dehnschmerz, der den Irrtum auslöst, dass man sich damit ja vielleicht schaden könnte. Auch diese Übung wirkt den muskulären Einseitigkeiten entgegen, die sich fast zwangsläufig durch unsere heutige Lebensführung einstellen. Bei Bandscheibenschädigungen ergänzt sie die SchmerzfreiÜbung 3, da sie die Gegenseite flexibilisiert. Interessanterweise hat die herkömmliche Physiotherapie keine Bedenken gegen diese Art der Dehnung, obwohl das Vorbeugen zu größeren Belastungen der Struktur führen kann, als das „Rückbeugen". Anders als herkömmlich, legen wir keine Betonung darauf, dass der Rumpf beim Vorbeugen gerade gehalten werden soll, sondern streben bewusst als wichtigen Teil dieser SchmerzfreiÜbung an, dass Sie sich auch im unteren Rücken nach vorne beugen. Die tiefen Rückenstrecker sind bei den meisten Menschen heute so massiv und fest, dass sie diese Auflockerung dringend nötig haben. Zu große Belastungen vermeiden wir, wie immer, durch bedächtiges, bewusstes Üben. Sollten Sie operiert sein, Wirbelversteifungen oder künstliche Bandscheiben eingebaut sein, so fragen Sie auch hier Ihren Arzt, ob Sie Gymnastik treiben dürfen.**

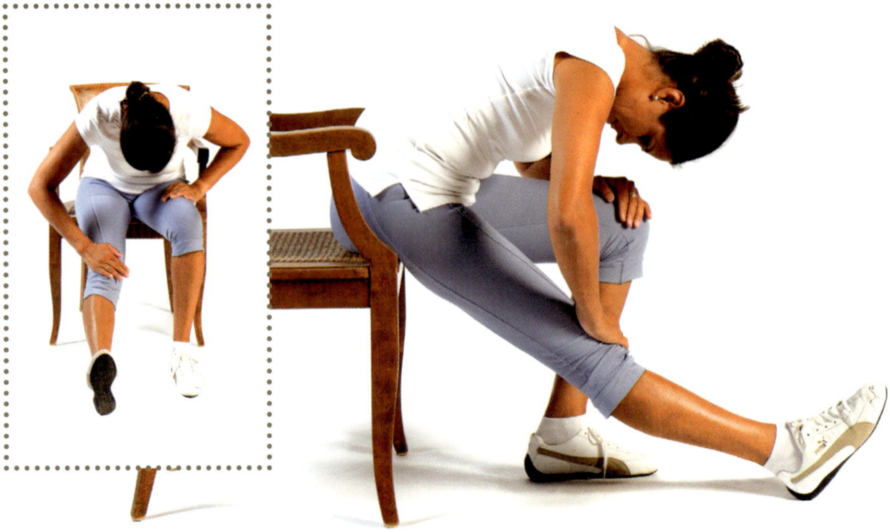

SchmerzfreiÜbung 4: Rücken
Variante 1, im Sitzen, einbeinig

Anwendung: Diese Variante ist für Menschen, die schlecht auf den Boden kommen, insbesondere für Rollstuhlfahrer. Letztere müssen sich die Beine von einem Helfer in den entsprechenden Positionen halten lassen. Sie ist aber auch hervorragend für das Büro geeignet oder bei anderen Gelegenheiten für zwischendurch, wenn Sie nicht auf den Boden gehen können. Wählen Sie diese Variante, wenn Ihre Schmerzen einseitig sind, und sie bemerken, dass Sie links und rechts unterschiedlich gut beweglich sind.

Ausführung: Positionieren Sie sich im Stuhl so, dass Sie dicht genug an der Kante sitzen. Strecken Sie das rechte Knie voll durch und ziehen Sie so weit wie möglich, den Fuß mit den Zehen Richtung Knie. Beugen Sie sich im Hüftgelenk nach vorn, bis Sie in der Kniekehle eine Dehnspannung spüren, und im Rumpf weiter nach vorn, bis Sie Spannung in der Lendenwirbelsäule spüren. Je nach Ihrem Zustand, halten Sie den Dehnschmerz im Rücken bitte in der Intensität zwischen 5 und 9,5. Der Dehnschmerz in der Kniekehle darf gern 9,5 betragen. Bleiben Sie für 1,5 bis 2 Minuten in dieser Position. Wenn es möglich ist, steigern Sie während dieser Zeit die Dehnung noch ein wenig mehr.

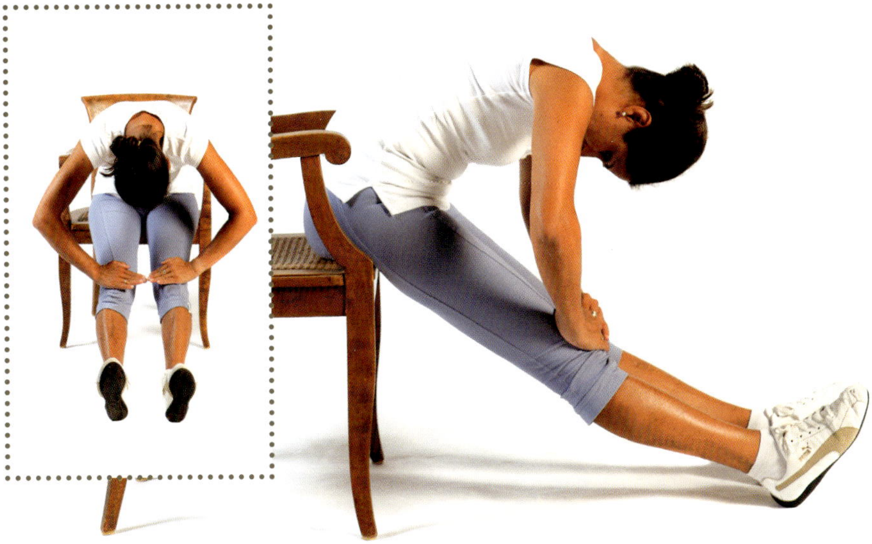

SchmerzfreiÜbung 4: Rücken
Variante 2, im Sitzen, beidbeinig

Anwendung: Auch diese Variante ist für Menschen, die schlecht auf den Boden kommen, insbesondere für Rollstuhlfahrer. Letztere müssen sich die Beine von einem Helfer in den entsprechenden Positionen halten lassen. Wie Variante 1 eignet sich diese ebenso für das Büro. Gleichzeitig hat sie den weiteren Vorteil, dass Sie Zeit sparen, da Sie beide Seiten gleichzeitig üben. Wählen Sie diese Variante, wenn Sie merken, dass Ihnen vor allem die Dehnung des unteren Rückens Erleichterung verschafft.

Ausführung: Positionieren Sie sich im Stuhl so, dass Sie dicht genug an der Kante sitzen. Strecken Sie beide Knie voll durch und ziehen Sie beide Füße so weit wie möglich mit den Zehen Richtung Knie. Beugen Sie sich im Hüftgelenk nach vorn, bis Sie in der Kniekehle eine Dehnspannung spüren, und im Rumpf weiter nach vorn, bis Sie Spannung in der Lendenwirbelsäule spüren. Je nach Ihrem Zustand, halten Sie den Dehnschmerz im Rücken bitte in der Intensität zwischen 5 und 9,5. Der Dehnschmerz in der Kniekehle darf gern 9,5 betragen. Bleiben Sie für 2 Minuten in dieser Position. Wenn es möglich ist, steigern Sie während dieser Zeit die Dehnung noch ein wenig mehr.

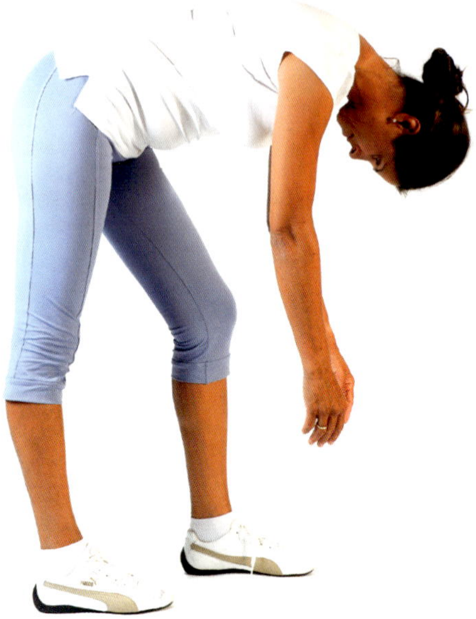

SchmerzfreiÜbung 4: Rücken
Variante 3, im Stand, einbeinig

Anwendung: Dies ist Variante 1 im Stand. Sie eignet sich ebenso für das Büro oder alle Situationen, wo kein Stuhl oder Platz am Boden zur Verfügung steht. Allerdings setzt diese Variante Standvermögen und Gleichgewichtsgefühl voraus. Wählen Sie diese Variante, wenn Sie das Gefühl haben, dass es zunächst reicht, sich von Ihrem eigenen Körpergewicht in die Dehnung ziehen zu lassen.

Ausführung: Stellen Sie die Beine schulterbreit auseinander und platzieren Sie den linken Fuß einen Schritt nach vorne. Beugen Sie sich im Hüftgelenk nach vorn, bis Sie in der rechten Kniekehle eine Dehnspannung spüren, und im Rumpf weiter nach vorn, bis Sie Spannung in der Lendenwirbelsäule spüren. Je nach Ihrem Zustand, halten Sie den Dehnschmerz im Rücken bitte in der Intensität zwischen 5 und 9,5. Der Dehnschmerz in der Kniekehle darf gern 9,5 betragen. Bleiben Sie für 2 Minuten in dieser Position. Steigern Sie, sofern möglich, die Dehnung während dieser Zeit noch ein wenig mehr.

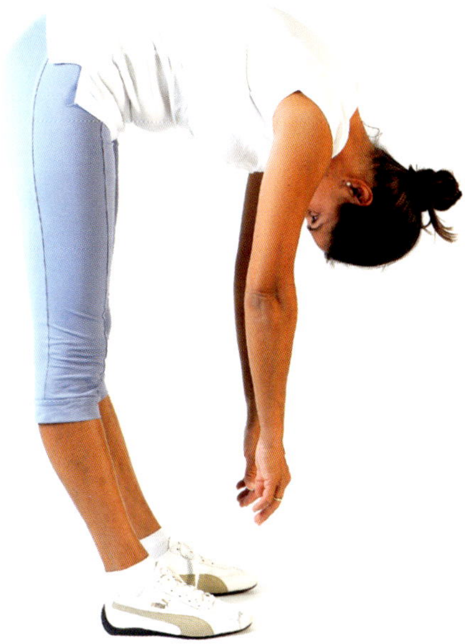

SchmerzfreiÜbung 4: Rücken
Variante 4, im Stand, beidbeinig

Anwendung: Dies ist Variante 2 im Stand. Sie eignet sich, wie Variante 3, für das Büro oder alle Situationen, wo kein Stuhl oder Platz am Boden zur Verfügung stehen. Allerdings setzt diese Variante auch wieder Standvermögen und Gleichgewichtsgefühl voraus. Wählen Sie diese Variante, wenn Sie bei der Variante 3 das Gefühl haben, dass der Dehnschmerz in der Kniekehle, im Vergleich zum Dehnschmerz im Rücken, übermäßig stark ist.

Ausführung: Stellen Sie die Beine schulterbreit auseinander, die Füße parallel. Beugen Sie sich im Hüftgelenk nach vorn, bis Sie in den Kniekehlen eine Dehnspannung spüren, und im Rumpf weiter nach vorn, bis Sie Spannung in der Lendenwirbelsäule spüren. Je nach Ihrem Zustand, halten Sie den Dehnschmerz im Rücken bitte zwischen 5 und 9,5. Der Dehnschmerz in der Kniekehle darf gern 9,5 betragen. Bleiben Sie für 2 Minuten in dieser Position und steigern Sie während dieser Zeit die Dehnung möglichst noch ein wenig mehr.

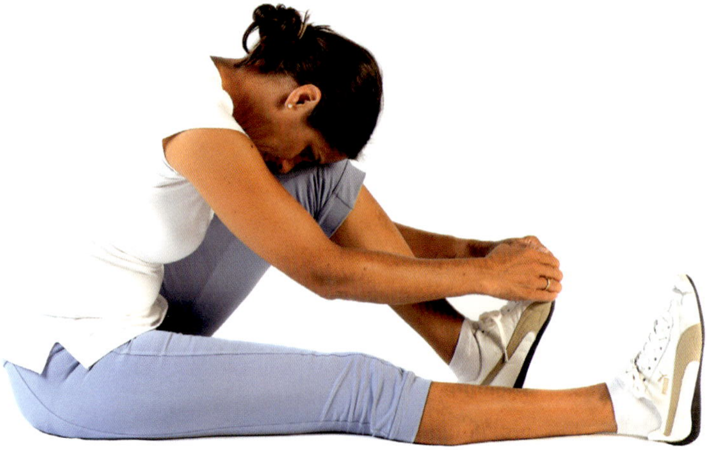

SchmerzfreiÜbung 4: Rücken

Variante 5, am Boden, nicht gedehnte Seite

Anwendung: Diese Variante bietet die besten Möglichkeiten, die Dehnung optimal einzustellen, da nicht die Schwerkraft oder eigene aktive Anspannungen, sondern der Zug über das linke Bein die Dehnung hervorruft. Sie wird meist zusammen mit den anderen Übungen am gewohnten Übungsplatz absolviert, während die Stuhl- und Standvarianten eher für zwischendurch im Alltag genutzt werden. Üben Sie diese Variante auf beiden Seiten, wenn die Rückenschmerzen mittig sind; oder einseitig auf der vom Schmerz betroffenen Seite.

Ausführung: Setzen Sie sich auf den Boden, strecken Sie Ihr rechtes Knie vollständig und ziehen Sie die rechten Zehen Richtung Knie. Beugen Sie Ihr linkes Knie, greifen Sie den linken Fuß und ziehen Sie sich am Fuß nach vorn. Beugen Sie sich dabei im Hüftgelenk vor, bis Sie in der rechten Kniekehle eine Dehnspannung spüren, und im Rumpf weiter nach vorn, bis Sie Spannung in der Lendenwirbelsäule spüren. Je nach Ihrem Zustand, halten Sie den Dehnschmerz im Rücken bitte zwischen 5 und 9,5. Der Dehnschmerz in der Kniekehle darf gerne 9,5 betragen. Bleiben Sie für 1,5 bis 2 Minuten in dieser Position und steigern Sie dabei die Dehnung, wenn möglich, noch ein wenig mehr.

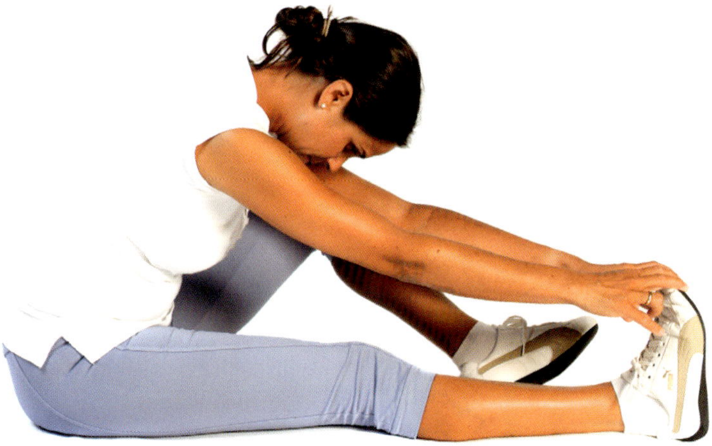

SchmerzfreiÜbung 4: Rücken

Variante 6, am Boden, gedehnte Seite

Anwendung: Diese Variante ist die Steigerung der Variante 5. Sie setzt voraus, dass Sie auf dem Boden sitzend, ohne große Anstrengung, Ihren rechten Fuß greifen können. Üben Sie diese Variante auf beiden Seiten, wenn die Rückenschmerzen mittig sind; oder einseitig auf der vom Schmerz betroffenen Seite.

Ausführung: Setzen Sie sich auf den Boden, strecken Sie Ihr rechtes Knie vollständig und ziehen Sie die rechten Zehen Richtung Knie. Beugen Sie Ihr linkes Knie etwas, greifen Sie den rechten Fuß und ziehen Sie sich am Fuß nach vorn. Beugen Sie sich dabei im Hüftgelenk vor, bis Sie in der rechten Kniekehle eine Dehnspannung spüren, und im Rumpf weiter nach vorn, bis Sie Spannung in der Lendenwirbelsäule spüren. Je nach Ihrem Zustand, halten Sie den Dehnschmerz im Rücken bitte zwischen 5 und 9,5. Der Dehnschmerz in der Kniekehle darf gerne 9,5 betragen. Bleiben Sie für 1,5 bis 2 Minuten in dieser Position und steigern Sie dabei die Dehnung, wenn möglich, noch ein wenig mehr. Wenn sie einseitig keine ausreichende Dehnspannung mehr aufbauen können, ist es auch möglich, beide Beine zu strecken, und sich an beiden Füßen nach vorn zu ziehen. Diese Variante sollten Sie aber erst üben, wenn Sie sehr gedehnt sind, weil im Unterschied zu der Stuhl- und Standvariante durch das Ziehen am Fuß wesentlich höhere Dehnspannungen aufgebaut werden können.

SchmerzfreiÜbung 5: **Drehung**

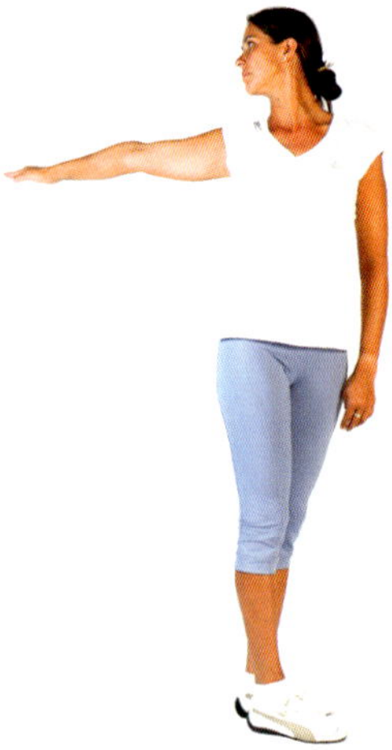

Variante 1: Im Stand

Seite 146

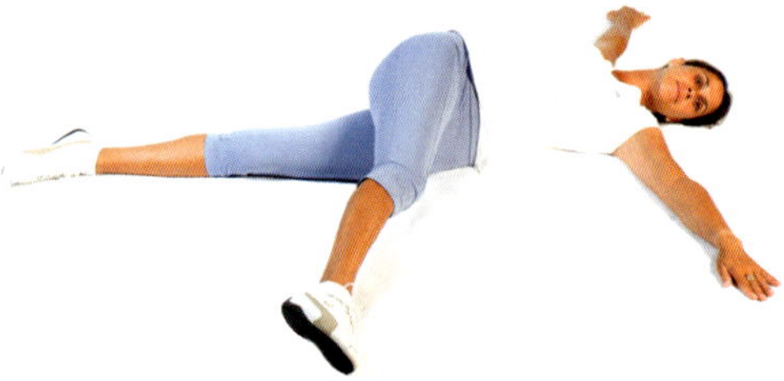

Variante 2: In Rückenlage

Seite 147

SchmerzfreiÜbung 5: ***Drehung***

Allgemeine Informationen: **Diese SchmerzfreiÜbung ist wichtig, um kleinste Muskeln, die die Wirbelsäule umgeben, zu erreichen. Wie Übung 3 und 4 trägt sie zur Lockerung der zu hohen Spannungen zwischen den Wirbelkörpern bei. Bei regelmäßigem Üben werden Sie rasch die wohltuenden Effekte spüren.**

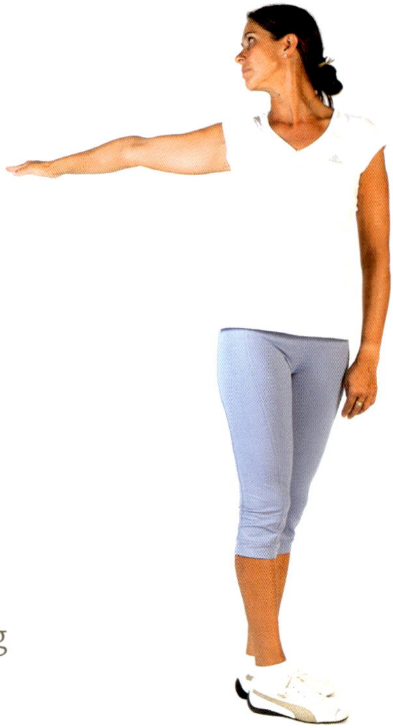

SchmerzfreiÜbung 5: Drehung
Variante 1, im Stand

Anwendung: Diese Variante ist zum Einstieg gut geeignet, da Sie durch das aktive Rotieren (wenn Sie es langsam und bewusst ausführen) zunächst immer im Bereich geringer Spannung üben werden. Achten Sie darauf, sicher zu stehen, und vermeiden Sie, Schwung zu holen und mit Geschwindigkeit zu belasten.

Ausführung: Stellen Sie die Beine schulterbreit auseinander. Heben Sie als Orientierungshilfe Ihren rechten Arm auf Schulterhöhe und führen Sie die rechte Hand immer weiter nach rechts. Drehen Sie auch Ihren Kopf nach rechts und versuchen Sie, zusätzlich mit Ihren Augen so weit nach rechts zu schauen, wie das möglich ist. Suchen Sie sich dazu am besten einen optischen Fixpunkt. Bleiben Sie für 1,5 bis 2 Minuten in dieser Position und steigern Sie währenddessen, falls möglich, die Dehnung noch ein wenig mehr.

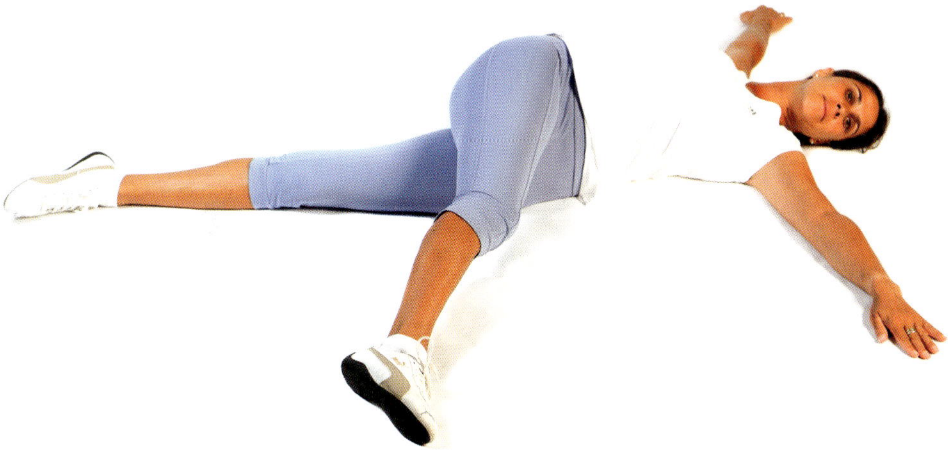

SchmerzfreiÜbung 5: Drehung

Variante 2, in Rückenlage

Anwendung: Diese Variante ist die Steigerung der Variante 1. Sie erzeugt höhere Dehnkräfte, da Sie die Schwerkraft des Beines gut einsetzen können.

Ausführung: Legen Sie sich mit Rumpf und Beinen auf den Rücken; die Arme in Schulterhöhe seitlich ausgestreckt. Nehmen Sie Ihr rechtes Bein gestreckt hoch und lassen Sie es - im Winkel von ungefähr 45 Grad nach links - langsam so weit wie möglich in Richtung Boden absinken. Ist der ausgelöste Dehnschmerz zu groß, machen Sie den Winkel kleiner und nehmen Sie dazu den rechten Fuß näher an das linke Bein. Ist der ausgelöste Dehnschmerz nicht ausreichend, dann vergrößern Sie den Winkel, und führen Sie den rechten Fuß mehr nach links. Bleiben Sie für 1,5 bis 2 Minuten in dieser Position und steigern Sie während dieser Zeit die Dehnung, wenn möglich, noch ein wenig mehr, indem Sie den rechten Fuß mehr und mehr nach unten absinken lassen.

Jetzt müssen Sie handeln: Fangen Sie an

Der unüberwindbar erscheinende Berg
ist zu meistern,
wenn Sie mit der ersten Stufe beginnen
und ihn Schritt für Schritt ersteigen

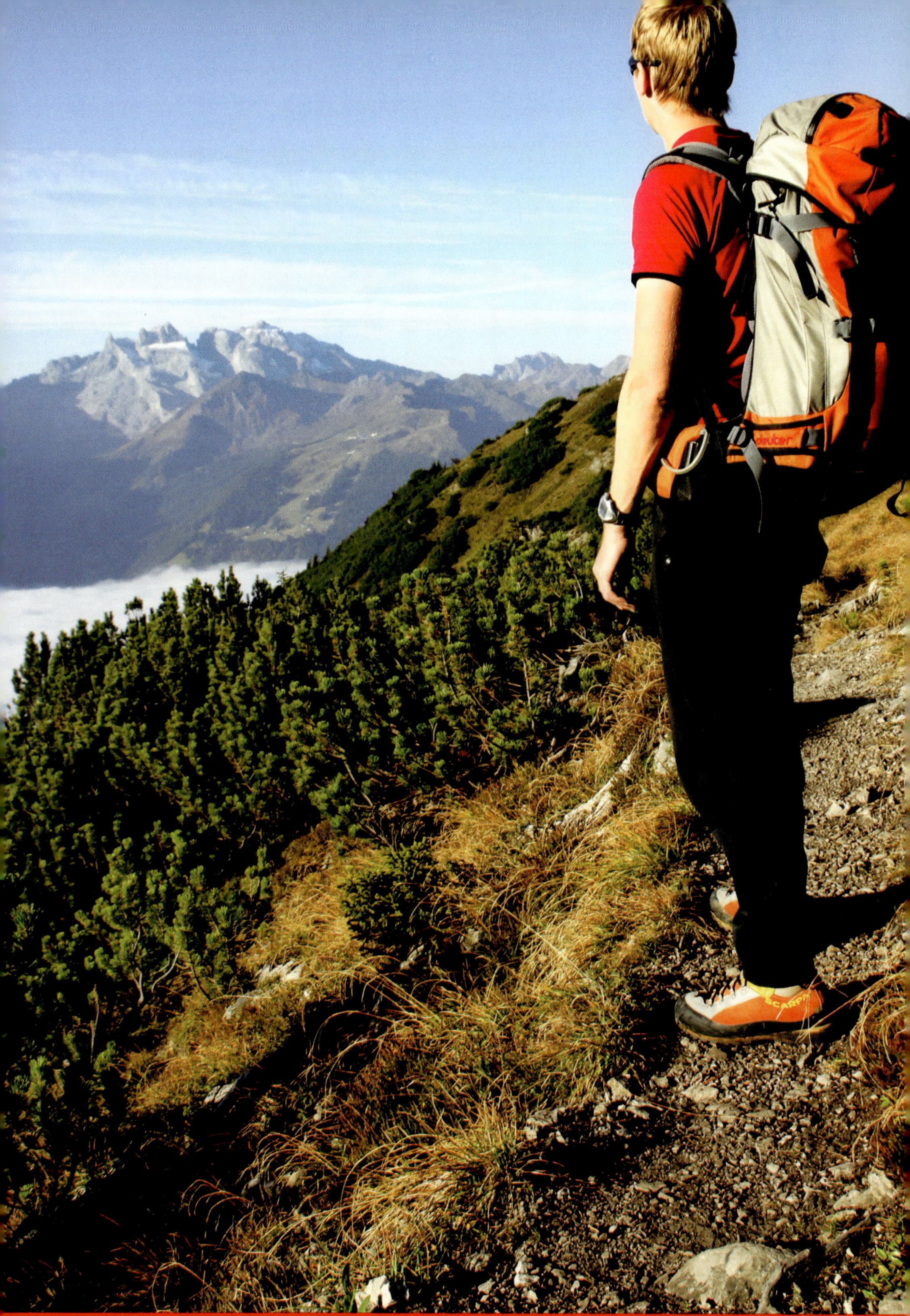

Fangen Sie an: Nehmen Sie Ihre Schmerzfreiheit in die eigenen Hände!

Wir wissen aus den Geschichten vieler tausend Patienten, dass es möglich ist, selbst darüber zu bestimmen, ob man krank oder gesund wird, ob der Körper schlechter anzusteuern oder beweglicher wird und ob man unter Schmerzen leidet oder schmerzfrei ist.

Wir sehen unsere Funktion darin, Ihnen Hilfe zur Selbsthilfe zu geben. Im alten China wurde die Fähigkeit der Ärzte vor allem daran gemessen, ob Ihre Patienten gesund blieben. Das ist auch unser Anliegen.

Natürlich besteht die Aufgabe der Ärzte und anderer Therapeuten auch darin, nach ausgebrochener Krankheit die Gesundheit wieder herzustellen. Gleich, ob es sich um organische Leiden, Schmerzen oder Schäden am Bewegungsapparat handelt. Vor allem dann, wenn diese Zustände sich so weit verfestigt haben, dass der Patient mit eigenen Mitteln keine Gesundung mehr herbeiführen kann. Manchem fehlen dazu die Informationen, manchem die Überzeugung, dass er es selber schafft oder es mangelt an unverzichtbaren therapeutischen Vorgehensweisen, die außerhalb der persönlichen Möglichkeiten liegen.

Was nutzt all das Wissen, das heute vermittelt wird, wenn Menschen unnötig an Krankheiten, Schmerzzuständen oder Bewegungseinschränkungen leiden? Das Wissen um die Zusammenhänge zwischen Lebensführung und Krankheitszuständen gehört im Grunde genommen zu den wichtigsten Dingen, die jeder einzelne von Kindesbeinen an erfahren und lernen sollte. Wie heißt es so treffend: „Gesundheit ist nicht alles, aber ohne Gesundheit ist alles nichts.“

Der Fokus sollte in jedem Fall darauf ausgerichtet sein, den Menschen frühestmöglich die Informationen zu geben, die sie benötigen, um Ihre Gesundheit, Beweglichkeit und Schmerzfreiheit selbst zu erhalten und wieder herzustellen. Insofern sehen wir die zukünftigen Aufgaben der von uns ausgebildeten Ärzte, Heilpraktiker, Physio- und anderer Therapeuten darin, mehr und mehr Lehrer zu werden. Lehrer für Gesundheit, Schmerzfreiheit und Bewegung.

In diesem Buch geht es um einen wichtigen Teilbereich Ihres Körpers der angestrebten Gesundheit und Schmerzfreiheit. Es ist der Bereich, in dem Sie vielleicht am anfälligsten sind und in dem die Menschen am häufigsten leiden – der untere Bereich des Rückens. Sie halten die Informationen in den Händen, mit denen Sie selbst dafür sorgen können, dass Sie dort keine Probleme bekommen. Oder, wenn es schon weh tut, erfahren Sie, wie Sie die Schmerzen wieder loswerden. Falls Sie anfänglich einen Therapeuten aufsuchen, zeigen wir Ihnen, wie Sie diese „Fremdhilfe" bestmöglich unterstützen können, um anschließend Ihre Schmerzfreiheit dauerhaft selbst erhalten zu können.

Falls Sie sich fragen, ob wir zu viel versprechen: Werden Sie aktiv.

Tun Sie all das, was Sie hier gelesen haben und probieren Sie es aus. Sie werden überrascht sein, wie einfach es wird und wie die Wirksamkeit mit jedem Mal fühlbar steigt!

Entdecken Sie völlig neue, vielleicht bisher ungeahnte Möglichkeiten, sich selbst Gutes zu tun!

Gesundheit mit System:

Das Gesundheitssystem nach Liebscher & Bracht

Ziel ist, das Wissen,
wie Schmerzen wirklich entstehen
und dass es sehr wirkungsvolle
natürliche Möglichkeiten gibt,
sie an der Ursache zu beseitigen,
möglichst vielen Betroffenen und Therapeuten
zugänglich zu machen.

LnB
PAINLESS

LnB
HEALTH

LnB
MOTION

Gesundheit mit System: Das Gesundheitssystem nach Liebscher & Bracht

Das Gesundheitssystem nach Liebscher & Bracht besteht aus drei Disziplinen. Der Schmerztherapie, der Gesundheitslehre und der Bewegungslehre. Die Inhalte dieses Buches entstammen vorwiegend dem Bereich der Schmerztherapie und werden durch passende „Werkzeuge" der anderen Bereiche ergänzt. Da wir biologisch „vernetzt" sind, das bedeutet, dass alles bei uns zusammenhängt, entfalten sich dadurch Synergien, die die Wirksamkeit verbessern.

Die drei Inhalte, die das gesamte LnB Gesundheitssystem formen, kurz zusammengefasst:

Die Schmerztherapie: Sie ist dazu in der Lage, über 90 Prozent der heute verbreiteten Schmerzzustände auf natürlichem Wege, ohne Arzneimittel und Operationen dauerhaft zu beseitigen. Sie basiert auf einem völlig neuen Verständnis vom Schmerz, das auf der Entdeckung beruht, dass Schmerzen hauptsächlich vom Körper projizierte AlarmSchmerzen sind und nicht ursächlich durch Schädigungen, Entzündungen, die Psyche oder Chronifizierung ausgelöst werden.

Die Gesundheitslehre: Sie führt Menschen auf natürlichem Wege aus ihren Krankheiten heraus und hebt über die Optimierung der Faktoren Ernährung, Umwelt und Psyche den Gesundheitslevel immer mehr an. Sie aktiviert die Selbstheilungskräfte von Grund auf und setzt so an den wirklichen Ursachen der Krankheiten an. Obwohl sie sich, wenn nötig, durchaus der Möglichkeiten der Schulmedizin und der herkömmlichen Naturheilkunde bedient, konzentriert sie sich auf das wirklich Sinnvolle.

Die Bewegungslehre: Sie orientiert sich im Unterschied zu anderen Systemen, wie Yoga oder Pilates, konsequent am roten Faden der genetisch notwendigen Bewegungsführung und stellt dem Menschen systematisch alle Bewegungsreize zu Verfügung, die im heutigen Alltag fehlen. Sie wurde durch die Erfahrungen aus der Schmerztherapie immer weiter entwickelt und optimiert und ist dazu in der Lage, alle Funktionsebenen des Systems Mensch

Schon die einzelnen Disziplinen entfalten für ihren Bereich eine hohe Wirksamkeit. Die Kombination aller drei entfacht Synergien, die auf einfachste und natürliche Art und Weise die Gesundheit der Menschen sichern können.

in den individuell möglichen Bestzustand zu versetzen. Schmerzfreiheit, beste Beweglichkeit bis ins hohe Alter und ungewöhnlich hohe Lebensenergie sind das Resultat.

Weil Liebscher & Bracht auch im Ausland immer bekannter wird, sind die Begriffe mittlerweile international: LnB Painless für die Schmerztherapie, LnB Motion für die Bewegungslehre und LnB Health für die Gesundheitslehre.
So wie die drei Disziplinen zusammen sehr hohe Synergien entfalten, so sind spezielle Bereiche jeder Disziplin Bestandteil der beiden anderen Disziplinen, um deren Effizienz bei alleiniger Nutzung zu erhöhen.

Unsere Lehr- und Ausbildungsinhalte im Überblick

LnB Painless	**LnB Motion**	**LnB Health**
Schmerzfrei-Unterricht	Bewegungs-Unterricht	Gesundheits-Unterricht
Schmerzfrei-Lehre	BewegungsLehre	Gesundheits-Lehre
Schmerzfrei-Therapie	Bewegungs-Therapie	Gesundheits-Therapie

Vielen Dank

Wir bedanken uns bei allen, die direkt oder indirekt zum Entstehen dieses neuen Buches beigetragen haben. Vor allem auch bei den Patienten, die uns zeigten, dass großes Interesse daran besteht, selbst „an sich Hand anzulegen". Dies war der Anlass, aus der SchmerzpunktPressur, die unsere Therapeuten einsetzen, eine Laienvariante zu entwickeln, die wir SchmerzfreiBallmassage tauften.

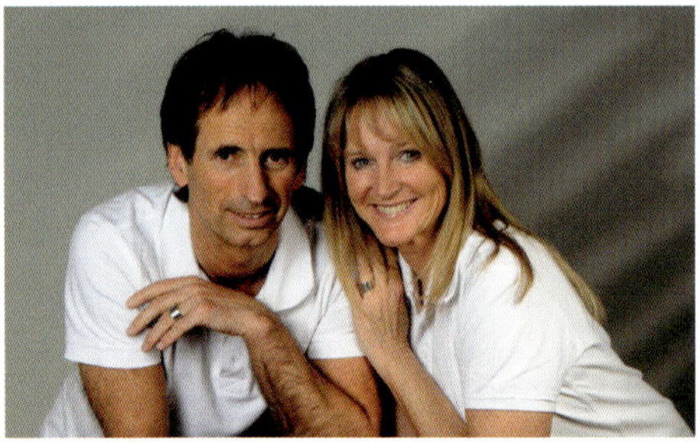

Wir möchten uns besonders bei denjenigen bedanken, die uns nach Erscheinen des „SchmerzCode" kritisierten, weil sie nach der Lektüre nun immer noch nicht wüssten, was sie für sich selbst tun könnten. Das zeigte uns, dass Leserinnen und Leser daran interessiert sind, sich durch Selbsthilfebücher Vorgehensweisen anzueignen, eigenverantwortlich mit ihren Schmerzen umzugehen.

Unser Buch „Der SchmerzCode", soll den großen Überblick über das neue Schmerzverständnis geben, über die neue Art und Weise, mit Schmerzen umzugehen. Es enthält die vollständige theoretische Basis und informiert über unsere Entwicklungen und Erfahrungen der letzten 25 Jahre. Unser Hauptziel damit ist Aufklärung. Die Menschen müssen wissen, wie es zu ihren Schmerzen kommt und wie ihnen geholfen werden kann. Auch, was nötig ist, um Schmerzen gar nicht erst zu entwickeln.

Nun haben wir mit diesem zweiten Buch den nächsten wichtigen Schritt getan.
Viele weitere werden folgen.

Vielen Dank an die von uns ausgebildeten Therapeutinnen und Therapeuten, sowie an die Bewegungslehrerinnen und Bewegungslehrer, die unser Wissen täglich anwenden und ständig kleine „Wunder" vollbringen, die sich stetig weiterbilden, um immer besser und wirksamer therapieren und unterrichten zu können.

Wir alle arbeiten zusammen an einer großartigen Sache!

Petra Bracht und Roland Liebscher-Bracht

Kontakt

LnB Serviceteam

E-Mail:	Info@Liebscher-Bracht.com
Telefon:	0800-8326582 (kostenfreie Rufnummer aus dem dt. Festnetz) 0049-(0)-6172-13959-16 (für Anrufer aus dem Ausland)
Telefax:	0800-3298326 (kostenfreie Faxnummer aus dem dt. Festnetz) 0049-(0)-6172-13959-51 (für Faxe aus dem Ausland)
Postanschrift:	LnB Serviceteam für Deutschland Postfach 1208 97642 Ostheim Deutschland LnB GmbH Louisenstr. 100 61348 Bad Homburg Deutschland

Internetseite

Besuchen Sie unsere Internetseite mit Video-Erfahrungsberichten von Patienten, Ärzten und Therapeuten. Sie erfahren dort aktuell Wissenswertes zum Thema Schmerz und können den Liebscher & Bracht Newsletter kostenfrei abonnieren.

www.Liebscher-Bracht.com

Vorankündigung

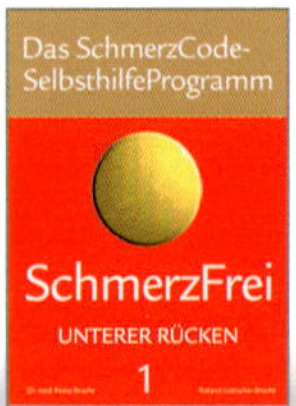

Buch:
SchmerzFrei Unterer Rücken

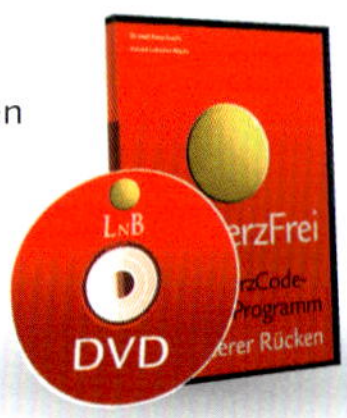

DVD:
SchmerzFrei Unterer Rücken

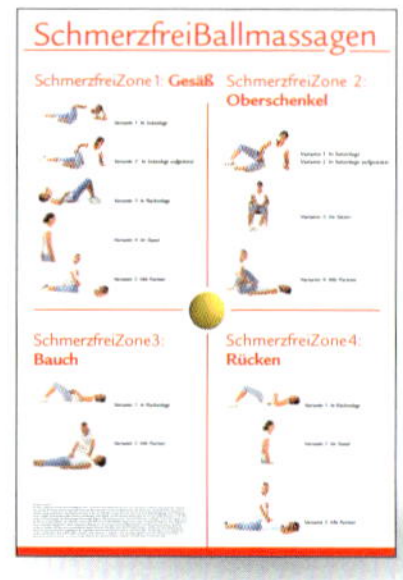

Poster:
SchmerzFrei Unterer Rücken

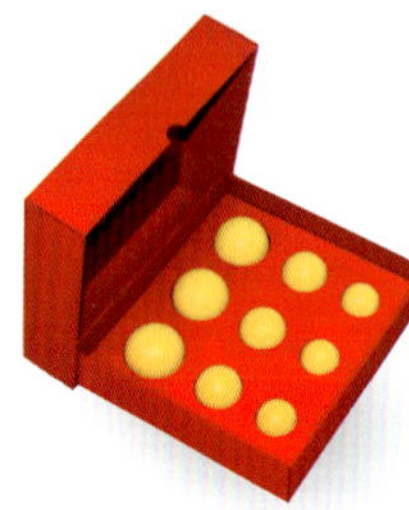

SchmerzfreiBallmassage-Set

Das komplette Schmerzfrei-Paket

Das komplette Schmerzfrei-Paket für Schmerzen im Bereich des unteren Rückens besteht aus dem vorliegenden Buch, einer DVD, einem Ballmassage-Set und einem Übungsposter.

· Die DVD enthält alle Anleitungen für das Ausführen der SchmerzfreiPackungen, der Ballmassagen für die SchmerzfreiZonen und der verschiedenen Varianten der SchmerzfreiÜbungen als Film mit gesprochenen Anleitungen. Hier sehen Sie die Massagebewegungsführungen und den vollständigen Übungsablauf der SchmerzfreiÜbungen in bewegten Bildern in Echtzeit mit den gesprochenen Anweisungen zu allen Details.

· Das SchmerzfreiBallmassage-Set besteht aus 9 speziell entwickelten Massagebällen aus deutscher Qualitätsproduktion in 3 Größen und jeweils 3 Härtegraden, spezialangefertigt für die besonderen Bedürfnisse der LnB SchmerzfreiBallmassage aus besonders hautfreundlichem Material.

· Auf dem SchmerzfreiPoster finden Sie auf die Schnelle übersichtlich alle Anwendungen und Übungen.

Voraussichtliches Erscheinungs- und Lieferdatum:
Frühjahr 2011

Patienten Seminar

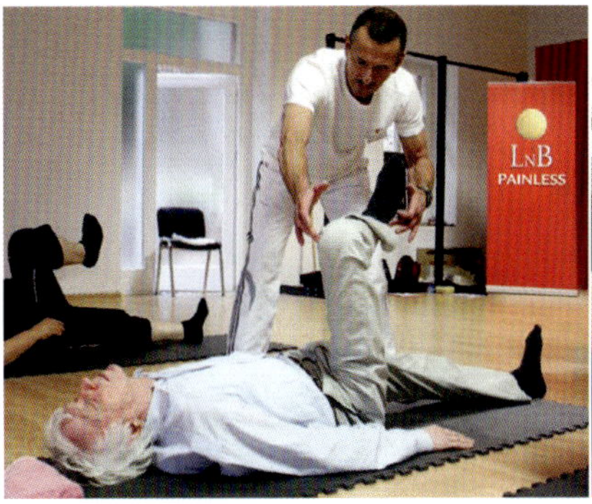

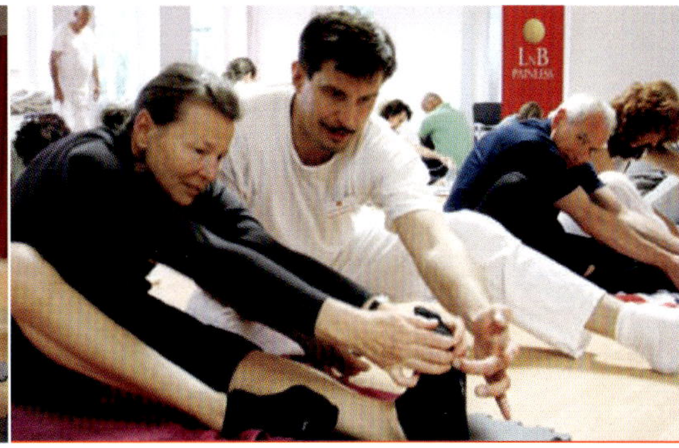

Die SchmerzfreiWoche nach Liebscher & Bracht

Das Ziel: Innerhalb von 5 Tagen werden Sie so weit wie möglich von Ihren Schmerzzuständen befreit. Wir beweisen Ihnen, dass das möglich ist. Sie lernen die 12 Basis-EngpassDehnungen und die für Ihre individuelle Situation weiteren wichtigen Übungen. Von da an können Sie mindestens den in der SchmerzfreiWoche erreichten Zustand halten oder ihn mit der Zeit sogar noch verbessern.

Der Ablauf: Täglich absolvieren Sie zwei Einheiten, von jeweils 2 Stunden Dauer. In der einen werden die Teilnehmer vom leitenden Schmerztherapeuten behandelt, so, wie ihre individuellen Schmerzen es erfordern. Die durch die Therapie erreichte Schmerzfreiheit ist der Beweis dafür, wie weit Ihre Beschwerden durch unsere Vorgehensweise beseitigt werden können. In der zweiten Einheit jeden Tages erlernen Sie die 12 wichtigsten Engpassdehnungen - unsere Schmerzfreiübungen.
Damit schaffen Sie die Grundlage dafür, die wichtigsten muskulären Engpässe Ihres Körpers in einen besseren Zustand zu bringen. So, dass Sie auch dauerhaft von den durch unsere Therapie beseitigten Schmerzen verschont bleiben. Auch neue Schmerzzustände des Bewegungssystems haben keine Chance, sich in Ihrem Körper zu entwickeln.

Ihr SchmerzfreiSpezialprogramm: Wir stellen Ihnen Ihr persönliches Schwerpunkt-Übungsprogramm zusammen. Bestehend aus Ihren ganz speziellen Übungen, deren Wichtigkeit sich für Sie individuell im Verlauf der Woche mehr und mehr heraus kristallisiert. Dieses SchmerzfreiSpezialprogramm für Ihren Alltag zu Hause, ist Ihr eigener optimierter Übungsplan, der - einmal täglich ausgeführt - dafür sorgt, dass Sie auch bei minimalem Zeitaufwand an Ihren Schwachstellen im schmerzfreien Bereich bleiben. Je mehr Zeit Sie investieren können, desto mehr Wohlgefühl erlangen Sie für den gesamten Körper.

Die aktuellen Termine, Preise und Veranstaltungsorte für unsere SchmerzfreiWochen erfahren Sie auf unserer Internetseite unter:
www.Liebscher-Bracht.com

Weitere Informationen erhalten Sie unter:
Telefon 0800-8326582
(kostenfreie Rufnummer aus dem dt. Festnetz)
Telefon 0049-(0)-6172-13959-16
(für Anrufer aus dem Ausland)

LnB Verlag

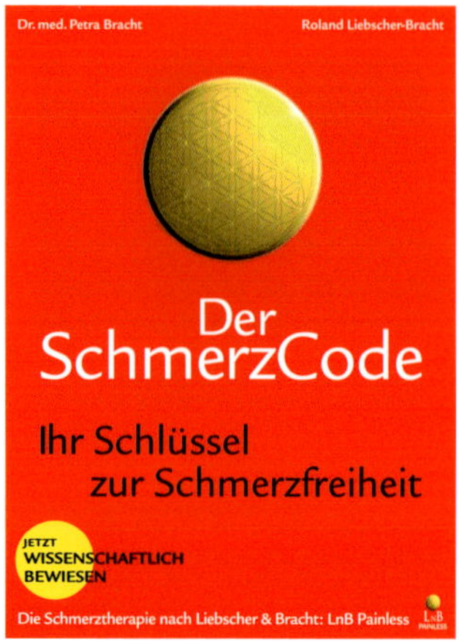

Der SchmerzCode - Ihr Schlüssel zur Schmerzfreiheit

Kurzbeschreibung:
Die dritte, verbesserte und aktualisierte Auflage des Titels - ist nun auch wissenschaftlich bewiesen! Dr. med. Petra Bracht und Roland Liebscher-Bracht entdeckten, dass weit über 90 Prozent der heute verbreiteten Schmerzen Warnschmerzen sind, die ohne Medikamente oder Operationen auf natürliche Weise überraschend schnell beseitigt werden können. Das Frappierende daran ist, dass das auch dann in kurzer Zeit meist schon in der ersten Behandlung gelingt, wenn Schädigungen bereits vorliegen. Bandscheibenvorfälle, Arthrose, Verkalkungen, andere Gelenk- oder Wirbelsäulenschäden haben fast nie etwas mit den Schmerzen zu tun, ebenso wenig wie Nervenreizungen oder Entzündungen! Fibromyalgie, Migräne, Weichteilrheumatismus, chronische Schmerzen, sind heilbar.

In dieser Konsequenz wissen die Autoren seit über 20 Jahren, dass Schmerzursachen in über 90 Prozent der Fälle fehlerhaft diagnostiziert werden. Seit Ende 2007 bilden sie Ärzte, Heilpraktiker, Physio- und andere Therapeuten in dieser revolutionären Therapie aus, die momentan einen Paradigmenwechsel in der Schmerztherapie einleitet. Spätestens seitdem im Frühjahr 2010 die ersten wissenschaftlichen Studien die extrem hohe Wirksamkeit dieser Therapie beweisen, wird klar, dass diese Entdeckung, dass Schmerzen einer beeindruckend ausgeklügelten Bio-Logik folgen, die herkömmliche Schmerztheorie ad absurdum führt. Die Lehrbücher müssen umgeschrieben werden. Lesen Sie dieses Buch und Sie werden verstehen, warum Schmerzen, so quälend sie auch sein mögen, eigentlich die positive Information beinhalten, was genau Sie persönlich tun müssen, um sie los zu werden. Wenn Sie diese Sprache verstehen, werden Sie nie wieder Angst vor Schmerzen haben.

Der Schmerzcode -
Die Schmerzsprache des Körpers ist entschlüsselt
Revolution in der Schmerztherapie:
Befreien Sie sich von Ihren Schmerzen!

Erschienen im Mai 2010 (3. Auflage)
LnB-Verlag, 280 Seiten, Paperback
ISBN: 978-3-9813717-8-9
Preis: 19,80 Euro

Liebscher & Bracht Ausbildungs- und Lehrinstitut

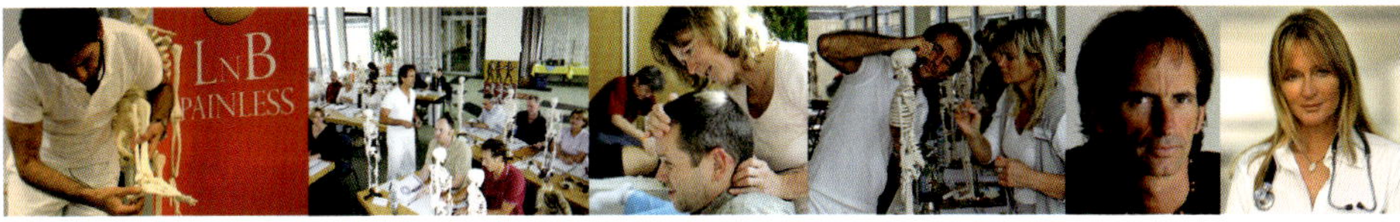

Ausbildungen zum Schmerz- und Gesundheitstherapeuten, Heilpraktiker und Bewegungslehrer nach Liebscher & Bracht

Wir haben Ihnen in diesem ersten Selbsthilfebuch gezeigt, was Sie selbst, ohne fremde Hilfe in Anspruch zu nehmen, für sich tun können, um Ihre Schmerzen im unteren Bereich des Rückens zu reduzieren.
Liebscher & Bracht beinhaltet aber viel mehr. LnB, das sind drei Buchstaben, die für ein komplettes Gesundheitssystem stehen. Drei Säulen, die jeder für sich nutzen kann, um ein gesundes Leben ohne Schmerzen zu führen.

Wenn Sie interessiert sind, können Sie LnB aber auch zu Ihrem Beruf machen. Viele Ärzte, Heilpraktiker, Physio- und andere Therapeuten haben unser System bereits erlernt. Über unser Liebscher & Bracht Ausbildungs- und Lehrinstitut bilden wir Therapeuten und Lehrer in den Bereichen Schmerz, Bewegung und Gesundheit aus.

Die an den Ausbildungen teilnehmenden Therapeuten sind Ärzte diverser Fachrichtungen, Heilpraktiker und Physiotherapeuten, die sich auf die Inhalte nach Liebscher & Bracht spezialisieren und meist in eigener Praxis tätig sind.

Für die Ausbildungen als LnB Lehrer sind Erfahrungen im Gesundheitsbereich von Vorteil, aber keine Zulassungsbedingung. Die LnB Lehrer unterrichten Patienten, Gesundheitsbewusste oder an Vorbeugung Interessierte in den jeweiligen Inhalten der drei LnB-Teilsysteme.

Für bereits ausgebildete LnB Lehrer, die therapeutisch tätig werden möchten, bieten wir eine eigene Ausbildung zum Heilpraktiker nach Liebscher & Bracht an.

Unsere LnB Partner finden Sie in vielen Städten und Regionen Deutschlands, Österreichs und der Schweiz. Seit 2009 gibt es auch in Spanien erste LnB Schmerz-Therapeuten. In den Niederlanden bereiten sich Ausbilder darauf vor, ab 2011 LnB SchmerzTherapeuten zu schulen.

Informieren Sie sich über die Ausbildungen telefonisch unter Tel. 0800-8326582 (kostenfreie Rufnummer aus dem dt. Festnetz) oder Tel. 0049-(0)-6172-13959-16 (für Anrufer aus dem Ausland).

Über die Internetseite erhalten Sie kostenlos die 15 seitige Informationsbroschüre. Auch Videoerfahrungsberichte von Patienten, Ärzten und Therapeuten finden Sie dort: www.Liebscher-Bracht.com

LnB PAINLESS LnB HEALTH LnB MOTION